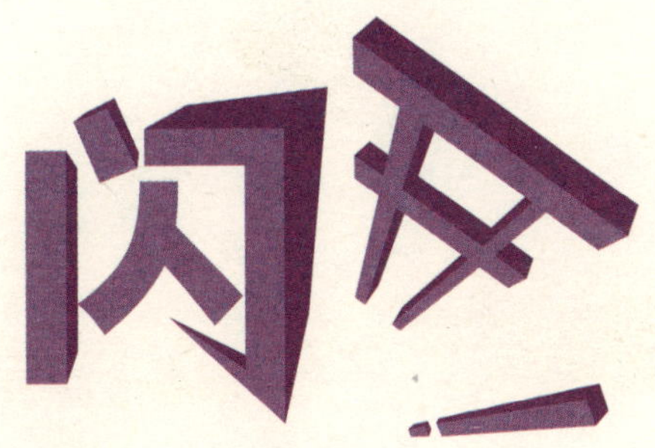


十月妈咪驾到！

◎ 上海第一妇婴保健院妇产科主任王德芬教授亲自编审并作序

◎ 当代知名漫画家雪翎为本书定制“麻辣孕姐爆笑四格漫画”

◎ 国内首度引进高清版胎儿显微照，让你看到从一月到十月宝宝成长的真实画像

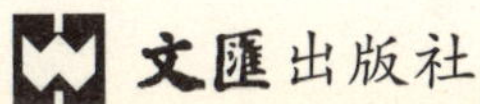

图书在版编目（CIP）数据
十月妈咪幸福全攻略 / 陈乐迎等主编. — 上海：文汇出版社，2011.5
ISBN 978-7-5496-0096-0
Ⅰ. ①十… Ⅱ. ①陈… Ⅲ. ①妊娠期-妇幼保健-基本知识 Ⅳ. ①R715.3
中国版本图书馆CIP数据核字（2011）第001702号

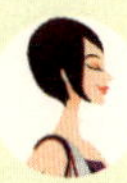

# 十月妈咪幸福全攻略

作　　者 / 陈乐迎　陈乐丛
编　　审 / 王德芬
图书策划 / 赵　浦　丁秀伟
责任编辑 / 竺振榕
装帧制作 / 逗句广告
封面设计 / 葛树云
统　　筹 / 理　应
监　　制 / 徐　冰

出版发行 / 文匯出版社
上海市威海路755号
（邮政编码 200041）
经　　销 / 全国新华书店
印刷装订 / 上海欧阳印刷厂有限公司
版　　次 / 2011年5月第1版
印　　次 / 2011年5月第1次印刷
开　　本 / 787×889　1/16
字　　数 / 280千
印　　张 / 14.25
印　　数 / 1-30 000册

书　　号 / 978-7-5496-0096-0
定　　价 / 38.00元

# 前言

当一连串以“闪开！十月妈咪驾到！”为创意主轴，诉求为孕妇让座的Hip-Hop歌曲及动画flash，在北京、上海、杭州、深圳等地的公交车、地铁内不断传颂，大家渐渐明白这乖张无理的口号背后，其实潜藏着编者对孕妇最柔性体贴的尊重与关怀！

《十月妈咪系列丛书》企划之初，就是完全以孕妇的角度来思考，不论字体大小、图文编排，甚至包括孕期保健、宝宝电子显微照、诙谐四格漫画、孕期心情故事、星座宝宝、劳动法规等丰富内容，均着眼考虑让孕妇在愉悦的心情下轻松地汲取实用的孕期相关知识。

丛书之一《十月妈咪幸福全攻略》不仅有广大年轻准爸爸准妈妈们喜爱的精采内容，配上了全新的时尚插画，并且采用护眼的环保纸张，以更方便携带的小开本出版，希望能一如既往地为十月妈咪们提供在孕期间最有力的支持。我们也衷心期盼，这一次次理直气壮地为80后、甚至是90后的孕妈咪喊出她们的心声，能吸引更多人来关注这群正孕育着新生命的特殊群体！

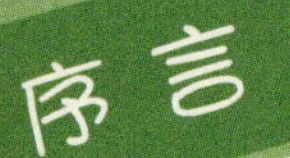

# 序言

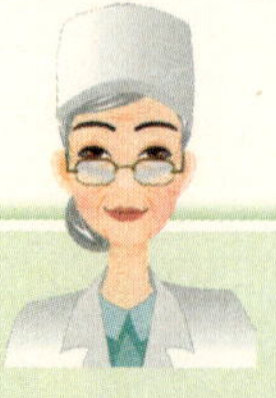

王德芬 教授

女，1965年毕业于上海第一医学院，现任上海市第一妇婴保健院妇产科主任医师，国务院特殊津贴获得者。在妇产科疾病诊治方面具有很深的造诣，擅长妇产科疑难杂症、产前诊断等疾病的诊治，具有丰富的临床经验。

拥有一个聪明、健康、漂亮的小宝宝是每一对年轻夫妇的共同心愿，而保持孕前美好的体形又是每一位孕妇的良好期望。

十月怀胎是一个相对漫长的过程，280个日日夜夜中的每时每刻都会遇到各种各样的问题。本书以周为时段，记录准妈妈怀孕40周期待、幸福、不安与恐惧的各种感受，系统而全面介绍孕期中身体的各种变化，包括孕前心身调养、自身变化、营养饮食、孕期常见疾病、小Baby生长发育、胎教点滴、生活注意事项、如何轻松应对孕期不适等。

相信本书能对初为人母的各位准妈妈有所帮助，成为你孕期的好帮手。另外，年轻的丈夫会发现，读过本书能更加了解孕期中妻子的心理和生理变化，清楚自己的责任，更加懂得如何帮助、体贴爱妻，为她分忧、解难，并从中学会怎样做一个好丈夫。

最后祝愿每一位孕妇都能拥有幸福、快乐的孕期生活。

王德芬

# 作者序

宝宝纤小柔嫩的身躯蜷缩在妈妈的怀里，专注地吸吮着乳汁，小肚子填饱后仰起满足的小脸望着妈妈，那是我人生长河里最动容的记忆。

当她第一次清楚地喊妈妈，第一次说“我爱妈妈”，第一次说“我长大给妈妈洗头洗澡”……每每想起这些，我的心里就充满温暖，充满感激，不求任何回报的付出收获是无穷的快乐！

一个健康、活泼、聪明的宝宝要在母腹中安然度过280个日日夜夜。为了让那些感动你的画面如期而至，请即将成为母亲的你珍重每一天！

乐迎

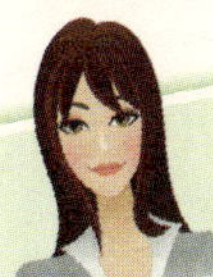


陈乐迎

本名陈丛丛，毕业于上海东华大学，从事服装行业，服务品牌包括国内知名孕装品牌十月妈咪、UKI，婴童品牌丽婴房。工作之余为育儿杂志撰稿专栏。十多年的工作经验，积累了丰富的孕婴专业知识。

E-mail: sisi@octmami.com


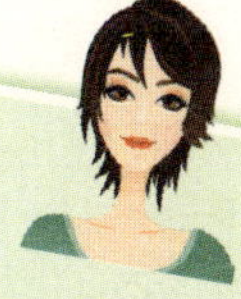


陈乐丛

毕业于上海外国语大学，从事公共关系行业，公关项目包括上海新天地、外滩中心、南锣鼓巷、世通华纳、天唱声场和iMART创意市集。2008年投入公益事业，创办乐创公平贸易发展中心，任总干事一职。

E-mail: chenlecong@gmail.com

# 目录

CONTENTS



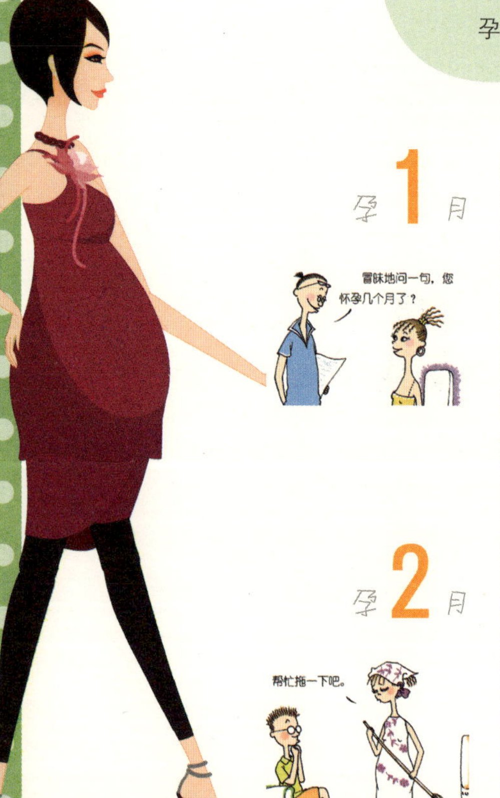


## 孕 1 月

健康：锻炼身体，早睡早起，少喝饮料，多喝水，提高体质，让自己更健康。



## 孕 2 月

心情：刚知道自己怀孕，会紧张、焦躁、心神不宁，这时候心情调节很重要。

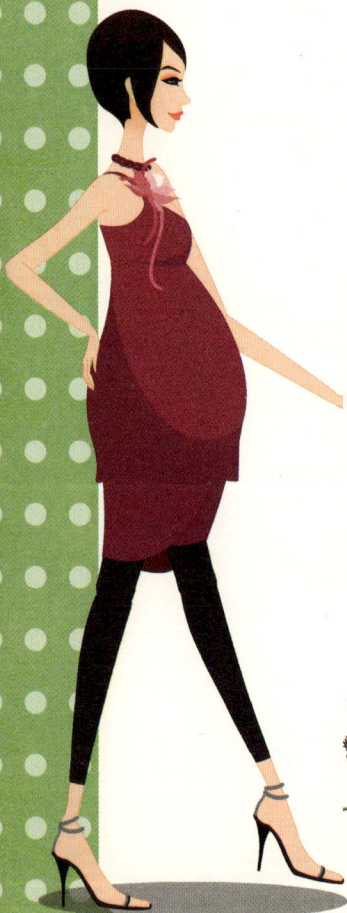

孕 3 月

营养：妈妈在这时候会出现呕吐的现象，通常都吃不下东西，但这时候也不能不吃，所以要注意营养。

057 孕 9 周：宝宝需要的营养
060 孕 10 周：好馋啊！
064 孕 11 周：对付恶心呕吐的办法
068 孕 12 周：裤子好像都穿不下了

孕 4 月

关爱：有宝宝了，多给宝宝和自己一些关心，可以听听宝宝的心跳，可以享受潮水般涌来的关爱。

075 孕 13 周：我是孕妇我有特权
077 孕 14 周：好像摸到宝宝了
082 孕 15 周：清爽美丽的大肚婆
087 孕 16 周：像潮水般涌来的关爱

孕 5 月

锻炼：虽然肚子变大了，给行动带来了很多不方便，但是可不能不运动。适量适当的运动对妈妈和宝宝都很有益。

093 孕 17 周：“孕”动起来
100 孕 18 周：不能口渴
105 孕 19 周：宝宝和妈妈打招呼了
109 孕 20 周：和宝宝一起听音乐看电影

## 孕6月

生活：鞋子、服装、睡眠、营养。宝宝六个月了，一定要从各个方面关心自己和宝宝

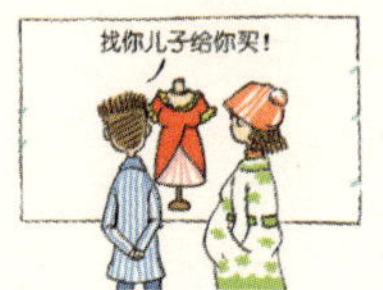




## 孕7月

安全：七月的孕妈妈身体会出现新的状况，宝宝也比以前更好动了，妈妈一定要注意自己和宝宝的安全。

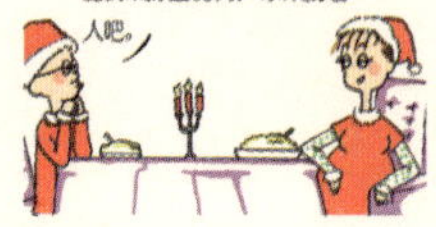




## 孕8月

调节：多吃瓜果蔬菜，多做产前训练，多和宝宝沟通交流，调节身心，为分娩做准备。如果生病了，一定要去医院哦。

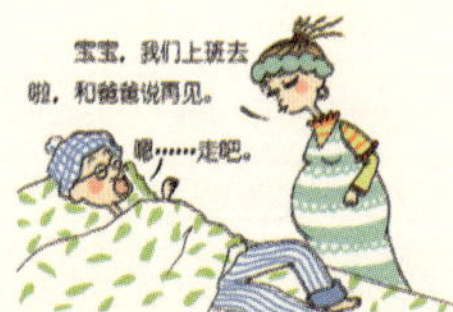

## 孕9月

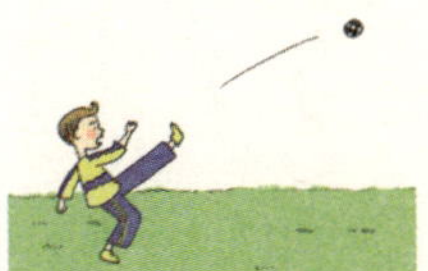

时尚：孕妈妈这时候虽然体型很特殊，但是也可以很美丽，拍套写真集留个纪念也是个不坏的想法呢！



## 孕10月

爸妈是关心你，好好照顾你坐月子。

待产：宝宝就要出生了，这时候该为宝宝的到来做准备了，不然可就来不及了。

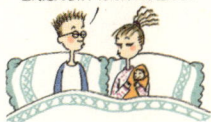

## 麻辣孕妈四格漫画



## 附录



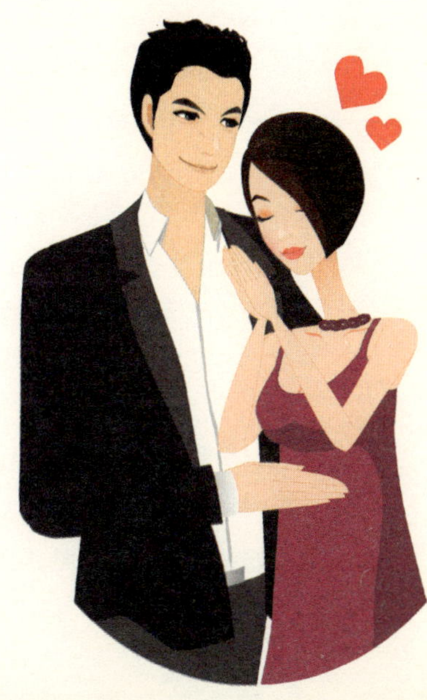

# 闪开！
# 十月妈咪驾到！

闪开，十月妈咪驾到
爸妈岳父岳母全家和我一起报到
全家，一起拉起警报
等待着一个新生命的来到
老婆最近的心情，很是不错，因为所有家务都变成，我来做
可以耍赖，可以撒娇，因为怎么做都不是她的错

闪开，十月妈咪驾到
每逢出门，全家开道，就连可爱的小姑子
也要帮她提包，这份享受，别提多么骄傲
身为老公，必须出任前锋，就算披荆斩棘舍身忘己委屈了自己
还要路见不平一声吼“前面的都闪开”

其实怀孕，也没啥了不起，自古以来这就是生存的道理
但是80后的女生多为独生子女，一不小心出点问题还不吓死你
所以女人怀孕也惊天动地的，全家护航也是合情合理合乎逻辑的
请怀孕的你千万不要委屈自己，在怀孕期间尽情享受放纵你自己

十月妈咪驾到 你们统统站到一边
十月妈咪驾到 你有什么问题
十月妈咪驾到 我会先抬高自己
十月妈咪驾到 谁让我强过你

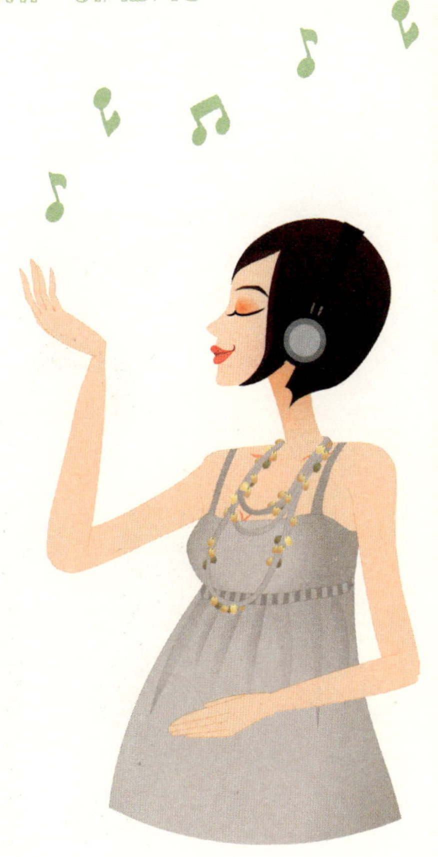

闪开，十月妈咪驾到
一上公车发现根本就，没人让道
你占着座位不让真是没天理，
难道不知孕妇也是享受国家待遇的
就忍心看着孕妇，站在这里
难道不怕我们全家，瞪死你
要知道我老婆，享受太后待遇的
其他人对我来说根本算个“虾米”(什么)
在我讨债眼神下，终于有人站起
恭恭敬敬地说了声“对不起”
老婆毫不客气扶着肚子坐上去
还礼节性地回敬一句“我谢你”
虽然很累但是我很得意
起码我的眼神总算有点意义
为自己的夫人出一份力
才能换来健康的小生命

其实怀孕，也没啥了不起，自古以来这就是生存的道理
但是80后的女生多为独生子女，一不小心出点问题还不吓死你
所以女人怀孕也惊天动地的，全家护航也是合情合理合乎逻辑的
请怀孕的你千万不要委屈自己，在怀孕期间尽情享受放纵你自己

十月妈咪驾到 我会先抬高自己
十月妈咪驾到 谁让我了不起

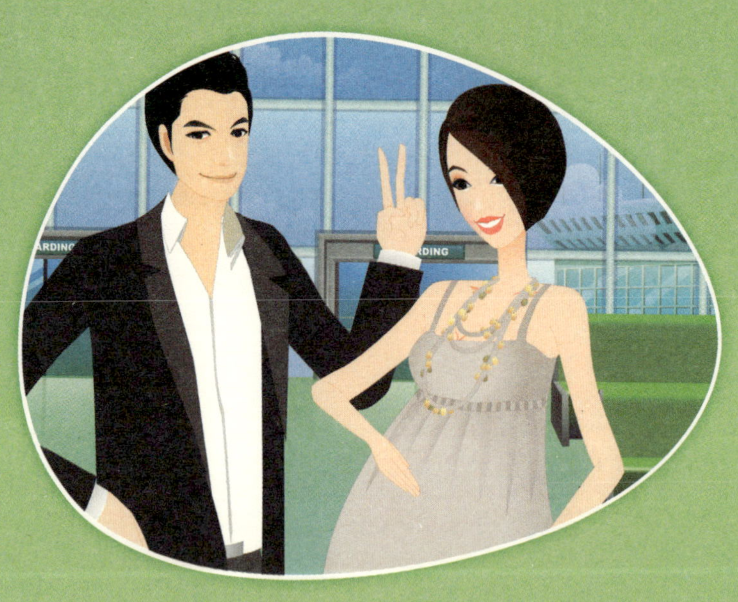

# 孕女新经

我想要个小宝宝，一个活泼可爱健康的孩子

A. 孕前检查
B. 疾病治疗
C. 锻炼身体
D. 改变生活习惯
E. 补充叶酸
F. 饮食禁忌
G. 接种疫苗
H. 宝宝与宠物
I. 防电磁辐射

## 期盼——宝宝

我一个人久久地站窗前，望着天边那一抹晚霞，不肯离开。我想那晚霞是有生命的，尽管它们行踪飘忽不定，时有时无，时隐时现，但它们总是在我想看的时候出现。

告别了带洞的牛仔裤，渲染的发彩，远离了深夜舞厅的狂躁，似乎就在这一夜之间，还有些懵懂的我步入了有家的生活。随着年龄的增长，我慢慢褪去青涩和稚嫩，开始慢慢成熟，每到夜深人静一个人在家的时候，我突然渴盼能有个小生命为伴……

宝宝，是一朵鲜花，充满渴望地绽开我的梦想；我猜想天空一定懂得我为之期盼的呓语，大地不再笑我癫狂；生活，让我懂得皱纹是一部无字的书，而生命的孕育需用心灵去解识、去体会、去咀嚼、去玩味……

一阵风吹过，送来花的清香，月色摇曳着树影，我的宝宝，你在哪里？

## A 孕前检查

如果把孩子比作漂亮的大苹果，那爸爸妈妈就是培育大苹果的种子与土壤。要种出红通通、圆乎乎的大苹果，种子与土壤品质是关键。因此孕前的体检非常重要！

孕前检查有哪些项目呢？一起来看看吧。

**生殖系统：**通过白带常规检查，确定有无滴虫、霉菌或其他病原体感染。另通过性器官检查和必要的一些实验室检查，了解子宫和两侧附件的情况，尽早发现有无隐匿的妇科疾病。如患有妇科疾病或性传播疾病，最好先彻底治疗，否则会引起流产、早产等危险。

**肝功能：**肝功能检查，若发现异常应先行治疗，恢复健康后再考虑怀孕。

**尿常规：**有助于肾脏疾病的早期诊断。

**口腔检查：**如果牙齿没有问题，只需洁牙就可以了。最好是请牙科医生检查一下，若有龋齿要及时修补，必要时给予拔牙。

**妇科内分泌：**有月经不调者，要进行相关内分泌激素测定。

**血型检查：**包括血型和特殊抗体的检查。

**染色体异常：**有遗传病家族史的育龄夫妇应做遗传性疾病检查。

有糖尿病、高血压、过度肥胖的孕妇还要进行相关的特殊检测，以保证顺利地度过整个孕产期。

检查项目还挺多，看来要一整天待在医院里啦！带上杂志和MP4，还有大包小包零食，拉上老公一起接受一系列土壤达标的测试吧！

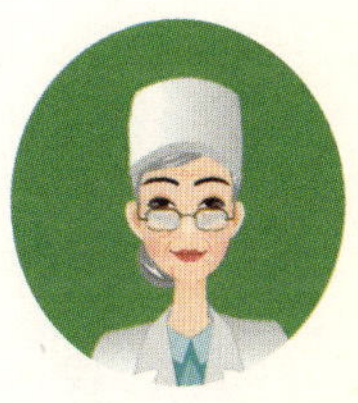

常规体检不能代替孕前检查。常规体检内容主要为心、肺、肝、肾功能，血常规，尿常规，心电图等，以最基本的身体检查为主，但孕前检查除上述项目以外，还包括生殖器官以及与之相关的免疫系统、遗传病等检测。

## B 疾病治疗

9种在孕前必须治疗的疾病：

1. 严重贫血
2. 心脏病
3. 结核病
4. 高血压
5. 肝脏病
6. 肾脏病
7. 糖尿病
8. 生殖泌尿系统炎症
9. 生殖系统肿瘤（如子宫肌瘤、卵巢囊肿等）

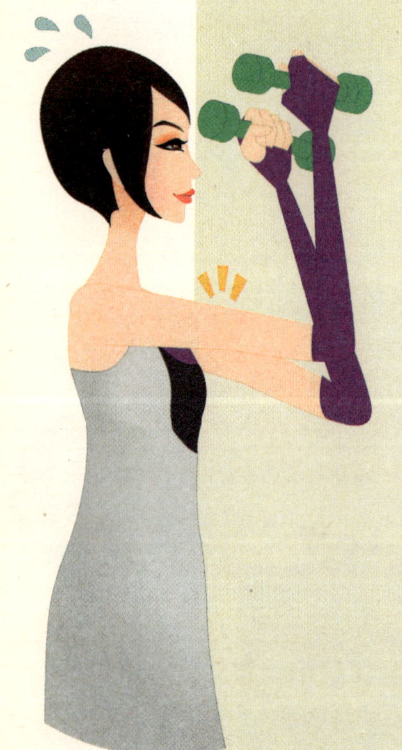

## C 锻炼身体

经过孕前检查和疾病治疗，哇！身体好得真是没话说。

不过现在还不能休息哦，因为接下来还有一件很重要的事，就是锻炼身体。特别是平时整天坐办公室的白领，现在可不能继续做沙发土豆了。通过锻炼可以增强身体的免疫力，防止孕期病菌感染，锻炼还可使全身肌肉更有力，特别是骨盆肌，有助于日后顺利分娩哦！

## D 改变生活习惯

**戒烟戒酒：**吸烟和饮酒对生育能力的影响是不可逆转的，至少要提早 3 个月到半年开始戒烟禁酒，尽量远离抽烟人士。烟叶中的尼古丁会抑制卵子的输送和受精卵的着床，或使受精卵的着床部位发生异常，从而造成不孕或宫外孕。过量饮酒会损害卵巢功能，导致月经紊乱。

**规律作息：**想要孕育健康的小宝宝，规律的生活方式也是十分重要的。日常生活工作要注意劳逸结合，早睡早起，适当锻炼，改掉坏的生活习惯，比如熬夜、长时间上网、长时间看电视等。

## E 补充叶酸

叶酸主要来自肝、肾、豆制品、甜菜、蛋类、鱼、绿叶蔬菜等，其中尤以绿叶蔬菜含量最为丰富。

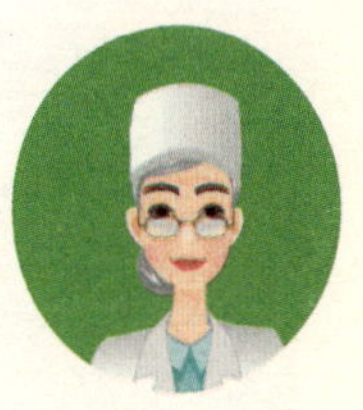

女性于孕前3个月至孕早期3个月内每日应补充叶酸600微克，可有效地降低宝宝神经管畸形的发生率，降低效果达到85%。整个怀孕过程中若叶酸缺乏，也容易造成妊娠高血压、自发性流产和胎儿宫内发育迟缓、早产及新生儿出生体重低。

伴随着妊娠进程，孕期血清和红细胞叶酸含量逐渐降低，越接近怀孕后期越容易缺乏叶酸，因而在整个孕期，准妈妈们都需要补充叶酸。除天然食物外，含高叶酸的孕妇奶粉和叶酸片剂也可以作为补充。

## F 饮食禁忌

**过量食用辛辣食物：**辛辣食物会引起消化功能紊乱，如果孕期保持进食辛辣食物的习惯，不但会加重消化不良、便秘、痔疮的症状，同时会影响对胎儿营养的供给。

**过量食用高糖食物：**怀孕前若经常食用高糖食物，可能引起糖代谢紊乱，甚至会影响胰岛的功能，这样怀孕后糖摄入量增加则极易出现孕期糖尿病。孕期糖尿病不仅危害孕妇本人的健康，还会危及胎儿的健康发育，易出现流产、死胎的状况。

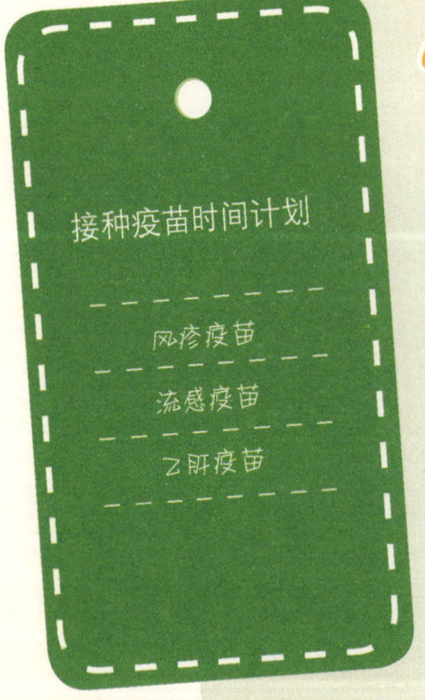

接种疫苗时间计划
风疹疫苗
流感疫苗
乙肝疫苗


## G 接种疫苗

做到孕前打预防针的人就更少啦！挨上这几针是为了保证胎儿正常发育，尽量避免病残儿的出生。

听说过先天性心脏病吧，这是严重的先天畸形。孕妇感染风疹病毒是致发胎儿先天性心脏病的主要因素之一。最可怕的是，有2/3的风疹是隐性感染，也就是说，虽然已经感染了风疹病毒，但孕妇没有任何症状，而胎儿却已受到了严重的损害。接种风疹疫苗可以预防先天性心脏病，所以，十分有必要。风疹疫苗应在怀孕前 3 个月接种。

此外，孕前还应接种流感疫苗、乙肝疫苗。因为流感和乙肝都是病毒感染，不但可使胎儿致畸，而且乙肝病毒可通过胎盘直接感染胎儿，使胎儿一出生就成为一名乙肝病毒携带者。

## H 宝宝与宠物

很多人会在家里饲养宠物，小猫小狗已经成为生活中密不可分的朋友。但当打算生孩子时，又担心会从宠物那儿感染弓形虫病，影响胎儿的健康。

弓形虫病，真的那么可怕吗？

怀孕前，可以做检验。如果检验显示已经感染过弓形虫，就表示人体内已经产生了抗体。如果显示从未感染过，则表示体内无免疫力，那就要在整个孕期注意喂养宠物的方式。如果结果显示正在感染，则暂时不能怀孕，应予治疗。但如果在孕初期，检验显示正在感染，给予螺旋霉素治疗，并在妊娠18周后对胎儿进行诊断性评价，若胎儿确定感染，需给予乙胺嘧啶加磺胺嘧啶治疗或终止妊娠。

弓形虫寄生在猫的肠黏膜上，猫是弓形虫的最终宿主。感染了弓形虫的猫，排泄的粪便可以把弓形虫传染给人。所以如果每天及时清理宠物粪便，就会减少被感染的机会。狗是弓形虫的中间宿主，也可以传染弓形虫，但是它的排泄物却没有传染性。

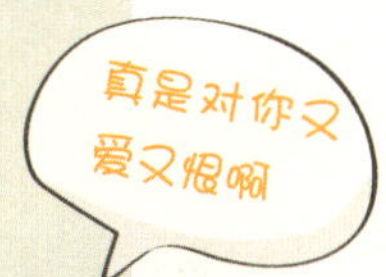


### 准妈妈正确饲养宠物

带猫狗去抽血化验，看它们有没有感染弓形虫。

不要让猫狗在外面捕食，以免吃到有弓形虫的老鼠或鸟类，或者被污染的食物。

要喂熟食和猫粮狗粮，不用生肉喂猫狗。

猫狗的便便和食盘应该每天最少清理一次。

避免接触猫的排泄物，或戴手套每日清理猫砂盆，事后仔细洗净双手。

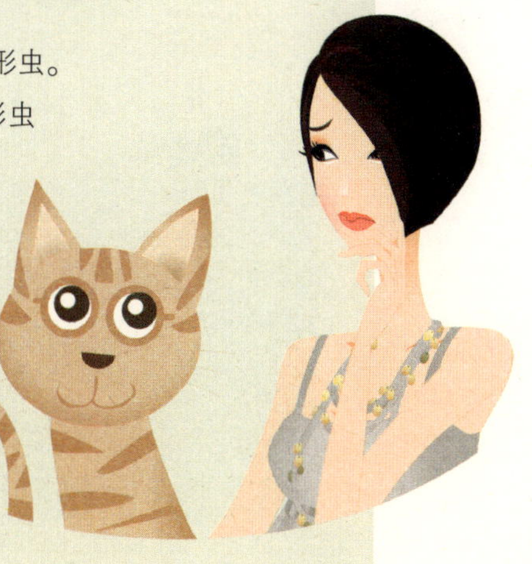

## 1 防电磁辐射

防电磁辐射可是孕妇时装界最热门的话题之一了。防辐射服装的功效尚未得到国家相关部门的证实，专家的意见也是不尽相同。为了安全起见，当得知怀孕时，条件许可的话买一件孕妇防辐射服装也无坏处。多道屏障总是放心一点。心理上得到了安慰，心情自然好一些喽！

### 生活电器电磁辐射数据参考表

mG：毫高斯

| 电　器 | 电磁辐射量 | 电　器 | 电磁辐射量 |
|---|---|---|---|
| 电饭锅 | 40mG | 复印机 | 40mG |
| 吹风机 | 70mG | 手　机 | 100mG |
| 电　脑 | 100mG | 电须刀 | 100mG |
| 电冰箱 | 20mG | 电热毯 | 100mG |
| 空　调 | 20mG | 吸尘器 | 200mG |
| 电视机 | 20mG | 无绳电话 | 200mG |
| 洗衣机 | 30mG | 微波炉 | 200mG |

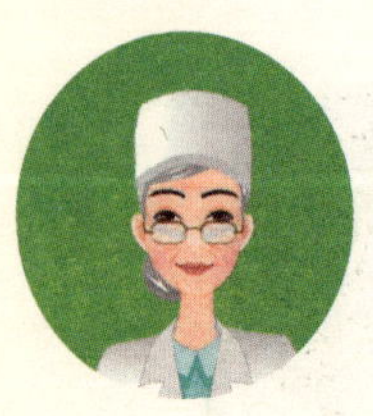

任何电器只要通上电流就有电磁辐射，大到空调、电视机、电脑、微波炉、加湿器，小到吹风机、手机、充电器，甚至接线板都会产生电磁辐射，但各种电器产生的辐射量不尽相同。虽然辐射无处不在，但并非所有的电磁辐射都会对人体产生危害，关键问题是要把电磁辐射控制在安全范围内。

## 防电磁辐射7招秘技

**别让电器扎堆。**不要把家用电器摆放得过于集中或经常一起使用，特别是电视、电脑、电冰箱不宜集中摆放在卧室里。

**不要在电脑背后逗留。**电脑显示器背面辐射最强，其次为左右两侧。

**用水吸电磁波。**水是吸收电磁波的最好介质，可在电脑的周边多放几杯水。

**减少待机。**当电器暂停使用时，不要长时间处于待机状态，待机时间长会产生辐射积累。

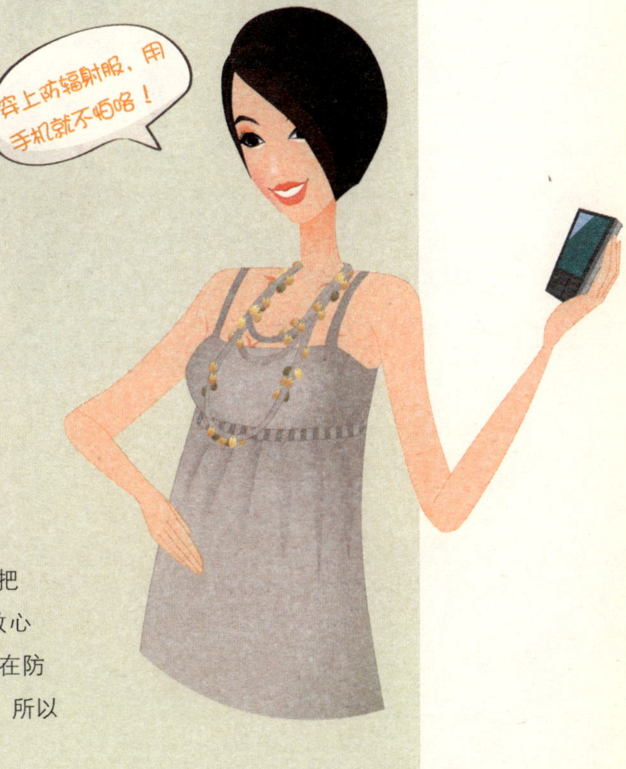


**及时洗脸洗手。**电脑显示器表面存有大量静电，其聚集的灰尘可转射到皮肤裸露处，引起皮肤病变，因此在使用电脑后应及时洗脸洗手。

**接手机别性急。**手机在接通瞬间及充电时通话，释放的电磁辐射最大，最好在手机响过一两秒后再接听。充电时不要接听电话。

**穿上防辐射服装。**因为很难把握电磁波的安全范围，所以最放心的办法就是穿上防辐射服装。现在防辐射服装的款式越来越接近时装，所以穿着上班逛街都不会难看哦！

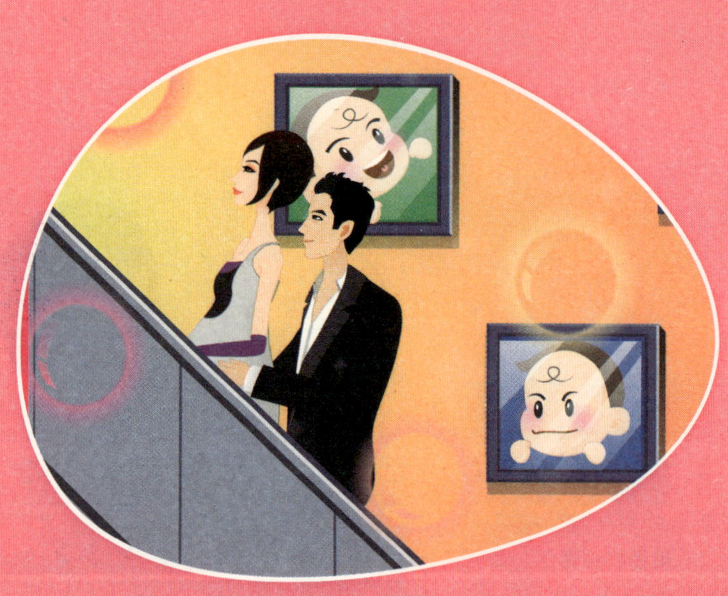

# 孕一月

健康：锻炼身体，早睡早起，少喝饮料，多喝水，提高体质，让自己更健康。

## 我真的有了宝宝

那是个明媚的下午，窗外的阳光透过枝繁叶茂的梧桐树不绝如缕地倾洒下来，洒在我们新家的客厅里。第一次看到早孕试纸上的两道红杠杠时，我还不敢相信。第二天特意跑到医院去证实了一下，当医院的报告单出来时，终于相信一个新生命即将到来。

不知道是欣喜还是被新生命感动，已经许久没有流泪的我任凭泪水浸润了我的眼眶——这应该是初为人母的喜悦吧。那一刻，突然感觉二十多年尘世的纷纷扰扰、困惑与彷徨，瞬间灰飞烟灭。生命的涌动随着血压的高升开始澎湃。与亲戚朋友们额手称庆，一时间关怀与问候蜂拥而来，而我仿佛还在梦中！

我有了我的宝宝！我幻想着他（她）灿烂如花的笑容，我幻想着牙牙学语的稚嫩。我有了我的宝宝！我幻想着他（她）的步履蹒跚，幻想着有宝宝日子的春花烂漫……

我真的有了宝宝！

# 孕1周 宝宝DIY一部曲

## A 优生优育

**孕育年龄：**医学专家认为，女性在24～30岁之间是最佳生育时期。这一时期，女性发育已完全成熟，骨盆、韧带和肌肉的弹性较好，卵子的质量最高，在这个时期生育，妊娠并发症少，分娩的危险性小，流产、早产、死胎及畸形儿、痴呆儿的发生率较低。

### 最佳受孕时间

医学专家们认为，6、7、8月份受孕，3、4、5月份出生，为最佳受孕季节和最佳分娩月份。受孕后第3个月正值胎儿大脑形成初期，而且胎儿的正常发育需要合理的营养条件和适当的外界温度。此时已经是夏末秋初，蔬菜瓜果品种繁多，孕妇的早孕反应已过去，食欲增加，从而使胎儿的营养需求得以保障，有益于胎儿的生长发育。当宜人的春天来临时，胎儿已近成熟。分娩时又正值气候舒爽的春天，有利于宝宝适应母体外环境。

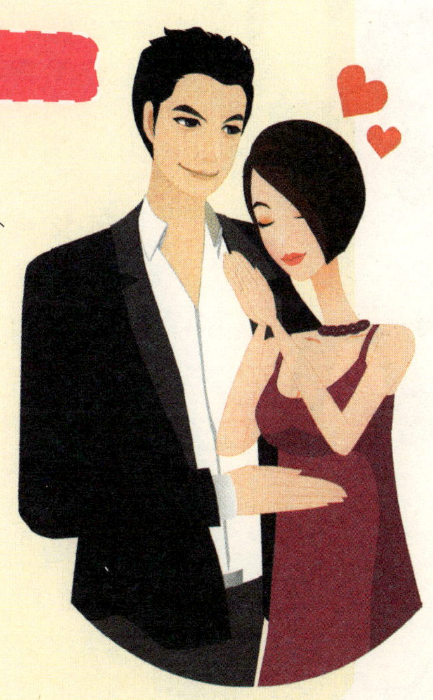

## 不宜受孕时间

**新婚时不宜受孕**

新人在经过准备婚礼，布置新房，招待亲友及举办婚礼后，多数身心疲惫，加上婚礼当天都会吸烟饮酒，这些因素都有可能影响生殖细胞。

**患病及服药期间不宜受孕**

身体患病和服用药物会影响精子和卵子的质量，可能使胎儿致畸。应在病愈3~6个月后再受孕。

**接触有毒有害物质后不宜受孕**

有毒有害物质如果残余体内会对胎儿造成影响，因此在接触疑似有毒有害物质后，应避免受孕。

**情绪不好时不宜受孕**

情绪会影响精子的质量，影响胎儿的生长。

**在人体低潮时期不宜受孕**

人体处于低潮期或低潮与高潮临界日时，身体易疲倦、情绪不稳、做事效率低、注意力难以集中、健忘、判断力下降，同时，身体抵抗力下降，易被病菌侵扰，容易感染疾病。

## B 放松心情

孕育新生命是一件自然而然的事情，但如果心情过分紧张，刻意制造受孕机会，往往不会成功。我们都熟悉“计划生育”，其实生育这件事真是不太好计划的。有些夫妻避孕当防贼一样，偶尔还会防不胜防，意外中招。但将“造人”计划提上日程时，一月复一月地敞开了大门，“贼”却不惦记了。于是想怀孕的JJMM们像盼中奖一样，每个月总有那么几天期待早孕试纸从一道杠变成两道杠，却常常无功而返。从渴望到失望，从失望到绝望。其实大可不必如此紧张，怀孕，应该是件顺其自然的事。

## 怀孕的三个前提

怀孕，需要卵子和精子相约相遇，受精卵返回子宫着床。准爸爸们要预备精锐的精子部队，准妈妈们要提供健康的卵子，并保证它们通路畅行。

### 前提一：体内激素正常分泌

卵子平时呆在卵巢里以卵泡形式存在。卵泡发育成熟成为卵子，这是个复杂的过程，至少需要6种激素团结合作，体内激素正常分泌成为排卵的必要条件。

**准备工作1：规律月经**

激素控制月经周期，所以月经是激素分泌正常与否的信号。痛经、经期提前或推后、排卵期出血、月经血块多、经量过多或过少，都是身体在提示你的怀孕几率正在下降!

工作压力大、精神紧张最易引起月经失调。月经连续3个月不正常就应该去看医生。起初的小病好治，时间太久就会成为顽症。

**准备工作2：保持标准体重**

为了能穿显出玲珑曲线的时装，都市白领都力求做个骨感美女，但须知刻苦节食的女性正冒着使自己受孕率降低的风险。体内如果没有足够的脂肪量，大脑就会逐渐生成有关激素，从而影响身体的生殖系统。

不过体重过重也并非好事。女性如果脂肪过多，体内雄性激素就会增加，使激素比例失调，出现卵巢功能失调而降低怀孕几率。

**体重指数**

体重公斤数÷身高米数的平方=体重指数

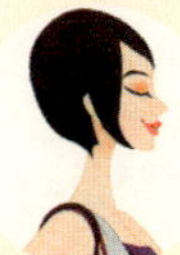

Sandy的体重指数 = $52 \div 1.60^2$ =20.3

我的体重指数=　　÷　　=

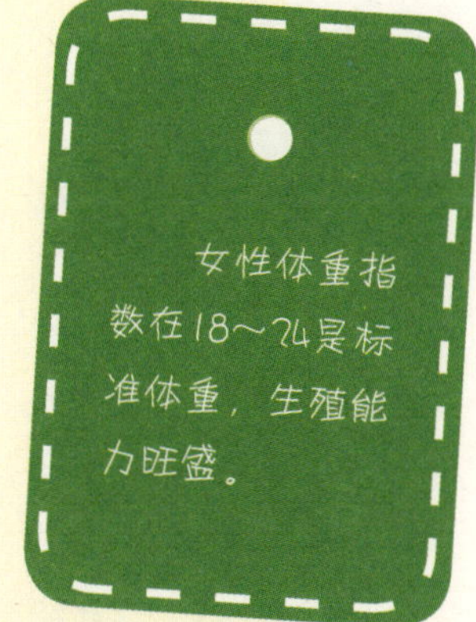

女性体重指数在18～24是标准体重，生殖能力旺盛。

### 准备工作3：控制焦虑激素

今天的女性和男性一样要面临工作压力，同时人际关系、婚姻等问题容易使人情绪波动，焦虑不安。压力持续存在或经常发生时，体内会大量产生一种叫做“可的松”的焦虑激素，加重紧张感。单一品种激素过多分泌打破了原有的激素平衡，导致内分泌紊乱，影响卵巢排卵能力。

## 前提二：保证卵子品质优良

年轻健康的女性，卵子发生染色体变异的几率较低。 女人要懂得爱惜自己，即使工作忙碌也要坚持规律生活。孕前一是要增强自身的免疫力，适量运动、规律三餐、保证睡眠；二是要减少污染，吃有机蔬菜和水果，身边放些绿色植物。

## 前提三：创造适宜精子运动的阴道环境

精子进入女性体内，其质量和活性是它运动的基础，女性的体内环境则影响着精子的活动能力。通常阴道的pH值为4～5，呈弱酸性，不利于精子活动，只有当女性达到性高潮时分泌足够的碱性物质，精子才会在弱碱性环境下活力十足、奋勇前进。

# 孕2周 宝宝DIY二部曲

## 排卵期

两次月经间隔的时间为月经周期，通常为28～30天，提前或推迟3天均属正常。排卵一般发生在月经周期（28天）的中间，即下次月经前14天左右。以下方法也有助于确定排卵日期：

### 白带的观测

正常情况下，白带的质和量随月经周期而变化。月经结束后，白带色白、量少，呈糊状。在月经中期卵巢即将排卵时，由于宫颈腺体分泌旺盛，白带增多，透明、微黏、似蛋清样。排卵2～3天后，白带变混浊，黏稠而量少。月经前后，因盆腔充血，阴道黏膜渗出物增加，白带常常增多。

### 基础体温的测量

基础体温是每天早晨醒来后，不起床、不活动，即把体温表置于口腔舌下测得的体温，它间接反映卵巢的功能。排卵前基础体温约在36.5℃左右，在排卵时体温稍下降0.1℃～0.2℃，排卵后体温立即升高0.3℃～0.5℃，一直到月经来潮前1～2天，体温又会下降。这就是双相曲线，表示有排卵。如体温始终接近同一水平，称单相曲线，表示无排卵。

### 排卵试纸

在每个月经周期，尿液中的黄体生成激素（LH）会在排卵前24～48小时内出现高峰值，排卵试纸能准确地检测出LH的峰值水平。

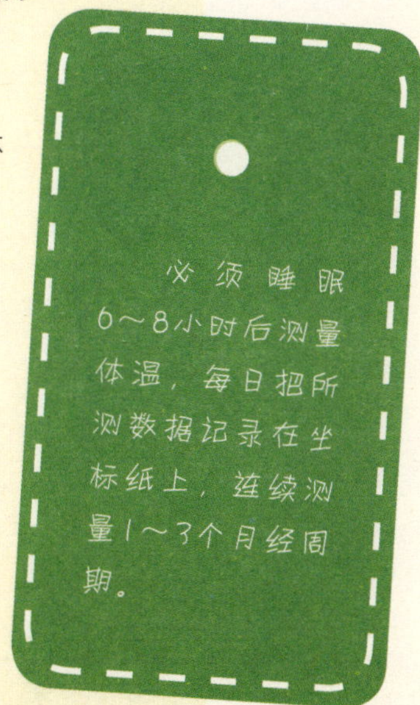

必须睡眠6～8小时后测量体温，每日把所测数据记录在坐标纸上，连续测量1～3个月经周期。

根据月经周期，在排卵前2～3天及排卵后1～2天为易受孕期，在月经结束后第3天开始每天定时检测，当将要出现接近高峰值的颜色时，应每隔12小时测试一次直至检测出LH峰值。

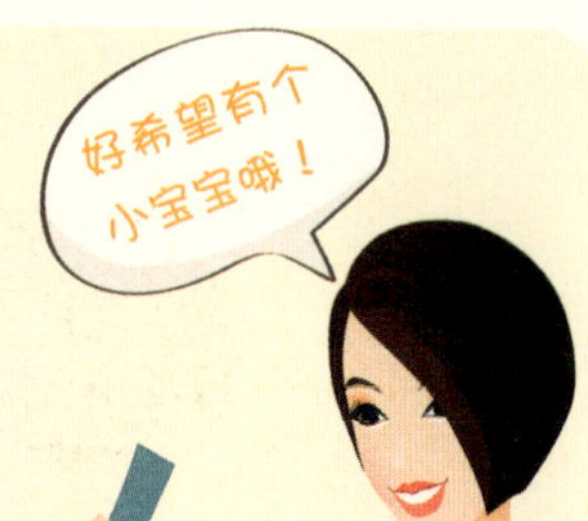


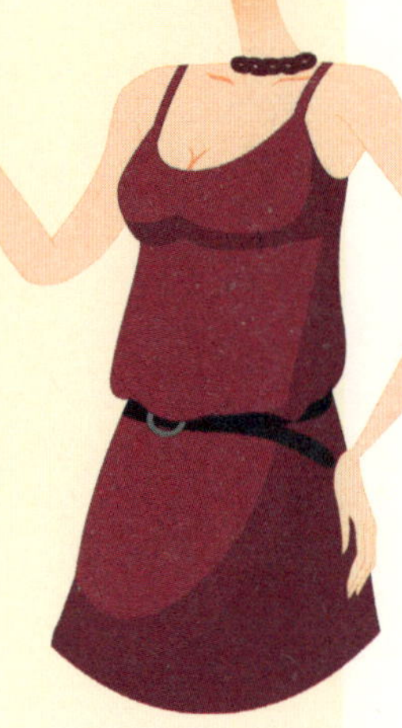

## 排卵试纸的使用方法

1. 用洁净干燥的容器收集早10点至晚8点的尿液。

2. 手持测试纸将有箭头标志线的一端浸入尿液中，约3秒钟后取出平放，10～20分钟后观察结果。

3. 在月经结束后第3天开始天天测。当测到两条线一样深或显示线比参考线颜色更深，就说明身体将在24～48小时内排卵。

## E 遗传特征

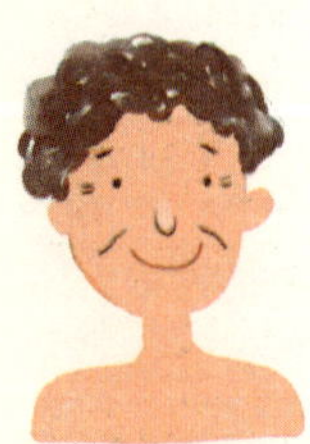

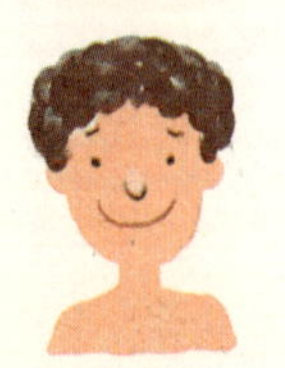

酷似的下颚

### 显性遗传

**肤色：**遵循父母皮肤的“中和”色。比如，父母皮肤较黑，就不会有白嫩肌肤的子女；若一方白、一方黑，大部分会给子女一个不白不黑的中性肤色，但也有更偏向一方的情况发生。

**下颚：**属于显性遗传，如父母一方有突出的大下巴，子女通常也会有大下巴。

**双眼皮：**父亲的双眼皮，大多数会留给子女们。另外，大眼睛、大耳垂、高鼻梁、长睫毛，都是从父母那里能得到的特征性遗传。

### 有半数以上概率的遗传

**肥胖**：父母双方都是肥胖者，会使子女们有53%的机会成为大胖子；如果父母有一方肥胖，孩子肥胖的概率便下降到40%。

**秃头**：秃头只传给男性。父亲是秃头，遗传给儿子的概率有50%，外公遗传给外孙的概率为25%。

**青春痘**：父母双方若患过青春痘，子女的患病率将比无家庭病史者高出20倍。

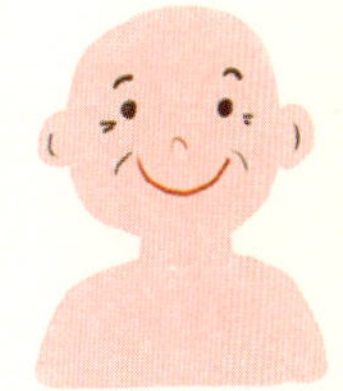

### 概率不高的遗传

**白头发**：属于概率较低的隐性遗传，因此不必过分担心父母的少白头会在孩子的头上出现。

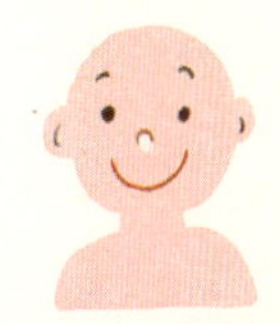

老少秃头

生男生女，每个孕妈妈的心里都没有绝对的答案。女孩子乖巧,是妈妈的贴心小棉袄。男孩活泼，长大后可以保护妈妈。最好生个龙凤胎吧！这样就一举两得了！

庆幸重男轻女的时代早已经过去，农村里似乎还有重女轻男的倾向。其实怀胎十月，无论男女都将是一家之宝。孕妈妈们只希望他或她是一个健康的孩子，能够平安长大。

## F 影响性别的因素

人体内有23对染色体，22对常染色体和1对性染色体。性染色体包括X染色体和Y染色体。含有一对X染色体的受精卵发育成女宝宝，而含有一条X染色体和一条Y染色体的受精卵则发育成男宝宝。女性的性染色体组成是XX，男性的性染色体组成是XY。正常精液中含X染色体和Y染色体的精子数是基本相等的，所以生男生女的机会也是均等的。

## 有 5 个因素可能会对性别产生影响

1. **造人时间**：于排卵期造人，易生男，排卵期数日前造人易生女孩。

2. **性高潮**：女性感觉高潮程度越高，碱性的分泌液越多，带Y染色体的精子就更活跃，易生男孩。若男性在女性未达到性高潮之前射精，因精液接触阴道中酸性分泌物，使带Y染色体的精子失去活力，就有可能增加生女宝宝的机会。

3. **调节体内酸碱度**：带Y染色体的精子在碱性环境中活跃旺盛，精液呈弱碱性，多生男孩；带X染色体的精子在酸性环境中活跃旺盛，精液呈弱酸性，则生女孩。想生男孩的可多摄入一些碱性食物，如新鲜蔬菜、水果等。想生女孩则多进食酸性食品，如大米、鱼、肉、禽蛋等。

4. **年龄影响**：孕妇25～29岁之间生男孩概率大过生女孩，年龄每增加5岁，生女孩概率增加1%，丈夫年纪越大，越容易生女孩。

5. **孕妇体质**：孕妇属于先天营养不良体质，易生男孩。

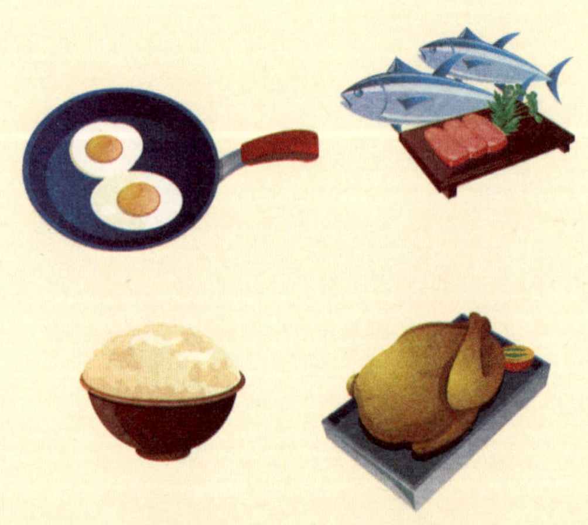

# 孕3周 身体里发生了一件奇妙的事

## ◎ 宝宝小样

受精卵有0.2毫米，重1.505微克。经过3～4天的自由运动到达子宫腔，由一个细胞分裂成多个细胞，成为一个总体积不变的实心细胞团，形状像桑椹，称为桑椹胚。

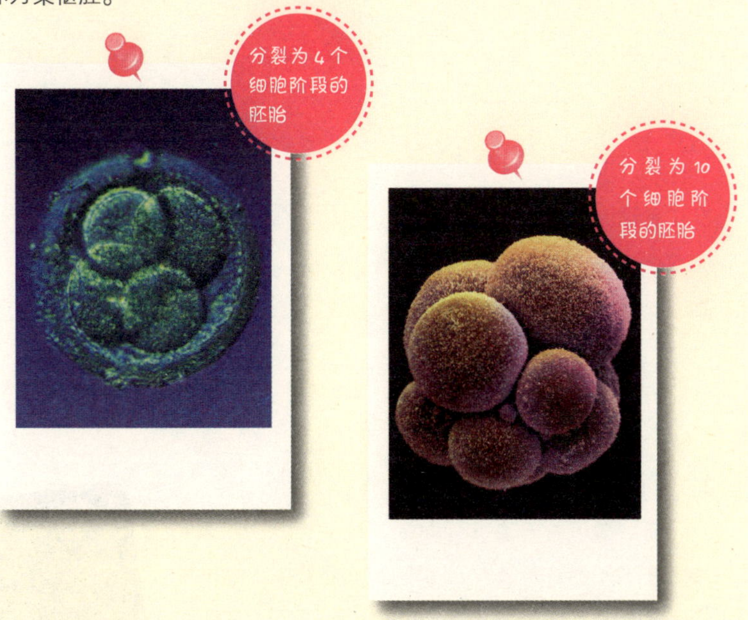

分裂为4个细胞阶段的胚胎
分裂为10个细胞阶段的胚胎


## 精子卵子

养精蓄锐大半年，高品质高性能的精子和卵子终于都准备好了，它们分别从A点和B点出发，计划在C点成功会师。难道是在做数学题吗？要知道成功制造一枚受精卵的确是一道精算数学题哟！让我们来了解一下吧！

精子：爸爸一次射精出来的精液量大概在2～6毫升，其中精子数量为1～2亿，个体大小为0.5毫米左右。在精子中，带Y染色体的精子GG的速度比较快，但带X染色体的精子GG生存得更长久。这是一场速度与耐力的挑战赛。从阴道到子宫，再到输卵管，种子选手必须以最快、最强的速度才能第一时间冲到卵子面前。

卵子：每个月经周期，有数十个卵子开始发育，但通常只有一个卵子能完全发育成熟和排出。卵子MM从卵巢中飞跃而出，就被输卵管摄取，等待与精子相会。

卵巢排卵是两侧交替进行，排卵发生在月经周期结束前（月经来潮前）的14天。排卵后卵子大约只能在12～24小时内受精。

## H 受精卵

等啊等，终于卵子MM看到了许多蜂拥而至的精子GG，一位强有力的冠军选手挤了进来。多么甜蜜的初遇啊，它们一见钟情，顺利完成了精卵结合。

## I 着床

受精卵一边沿输卵管向子宫移动，一边不断分裂。在这不到10厘米长的 4 天的输卵管旅程中，细胞每天都要分裂增加一倍。大约一周后，受精卵会在子宫体部的内膜中寻找到适合的位置植入。在妊娠开始的前8周，这组细胞群被称为胚胎。同时子宫内膜变得像海绵一样柔软厚实。

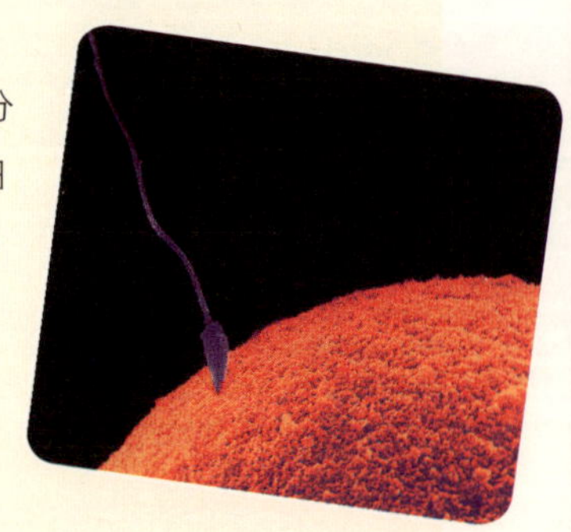

## J 母体的变化

从末次月经第一日起的4周为孕 1 月。大部分孕妈妈都没有自觉症状，少部分人会出现类似感冒的症状：身体疲乏无力、嗜睡、畏寒等。子宫和乳房的大小形态还看不出有什么变化，子宫约有鸡蛋那么大。由于没有妊娠的自觉症状，很多孕妇都不知道自己已经怀孕。所以想要小宝宝的女性应随时注意观察自己的身体状况，若身体有不适时，首先应想到是否怀孕了，不要随便吃药，不要轻易接受X射线检查，更不要参加剧烈的体育活动。

## K 尿检

在孕妇的血和尿中可检查出“绒毛膜促性腺激素”，这是一种特定的与妊娠有关的激素。如果尿检呈阳性，怀孕的可能性极大。

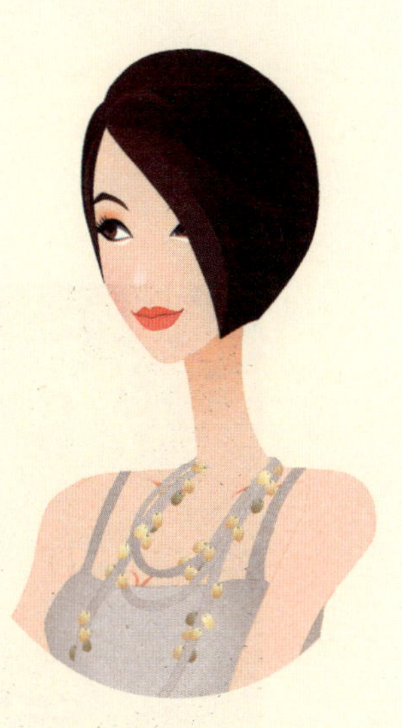

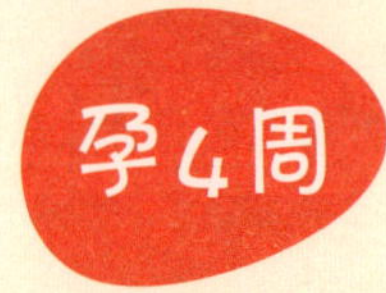


# 哦，我要做妈妈了！

## ◎ 宝宝小样

受精卵在第7～8天着床，此时被称为囊胚。大脑开始发育，囊胚不断分裂，一部分形成大脑，另一部分形成神经组织。胚胎长约1毫米，像一颗小小的苹果种子，隆起的部分是心脏原基。虽然很小，但心脏已经在未成形的人体内轻轻搏动。

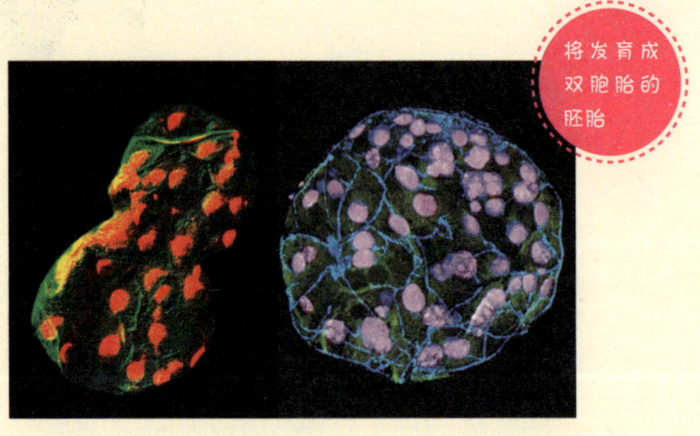

将发育成双胞胎的胚胎

## L 孕初期阴道出血

阴道出血是孕早期常见的现象，大约会在1/4的孕妇身上发生。当遇到这个问题时，孕妈妈们通常都会很担心，害怕流产或生下不正常的胎儿。根据统计，怀孕前半期发生阴道出血后，大约有一半可以成功继续怀孕，另外约30%会发生自然流产，10%会是宫外孕，极少数可能是葡萄胎、子宫颈疾病。

阴道超声波可以帮助医生尽早发现子宫内妊娠囊，如果发现子宫内妊娠囊，那么同时发生宫外孕的机会就很小，大约仅四万分之一；如果子宫内找不到妊娠囊，就有可能是宫外孕。

### 葡萄胎

葡萄胎又称水泡状胎。怀孕后，胚胎生出许多绒毛并种植在子宫里，胎儿靠它们获得氧气、营养和进行新陈代谢。如果绒毛间质发生水肿内含大量透明的浆液性液体，会使体积极度胀大，每个绒毛变成膨大的水泡，直径为2～5mm，有的甚至更大。这些水泡相连成串，酷似葡萄。

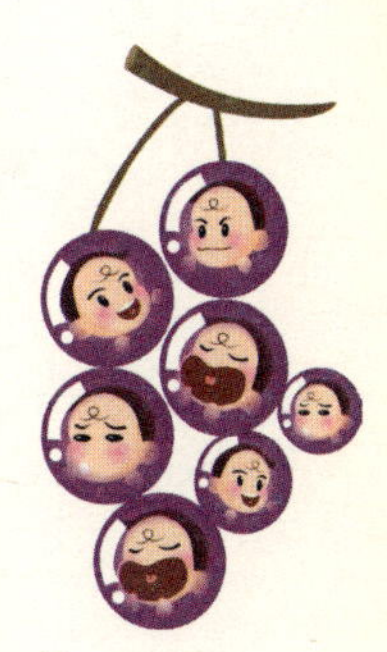

## 宫外孕

宫外孕又称异位妊娠，是指受精卵在子宫腔以外的其他地方着床。最常见的异位妊娠是输卵管妊娠。受精卵在输卵管妊娠是难以持久的，在停经后1～2月内，逐渐长大的受精卵就会撑破输卵管，造成大出血。

宫外孕的主要表现：

1. 停经：月经过期数天至数十天。

2. 腹痛：下腹局部疼痛，肛门坠胀感，有时剧痛伴有冷汗淋漓。

3. 阴道出血：常是少量出血，淋漓不净。当输卵管妊娠破裂时，发生腹腔内大出血，病人感到剧烈腹痛，随即发生休克，面色苍白，血压下降。

4. 其他症状：可能有恶心、呕吐、尿频。

5. 检查：妊娠试验是阳性，B超扫描或腹腔镜可协助诊断。

疑似宫外孕，应立即到医院就诊。

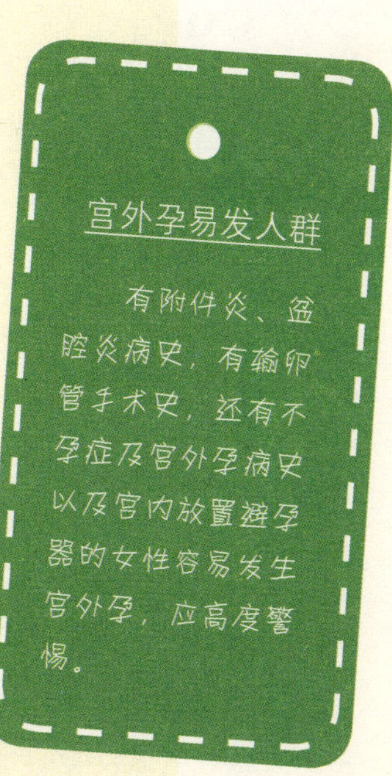

宫外孕易发人群

有附件炎、盆腔炎病史，有输卵管手术史，还有不孕症及宫外孕病史以及宫内放置避孕器的女性容易发生宫外孕，应高度警惕。

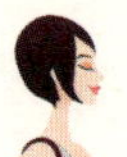

# 麻辣孕妈

## 公车让座

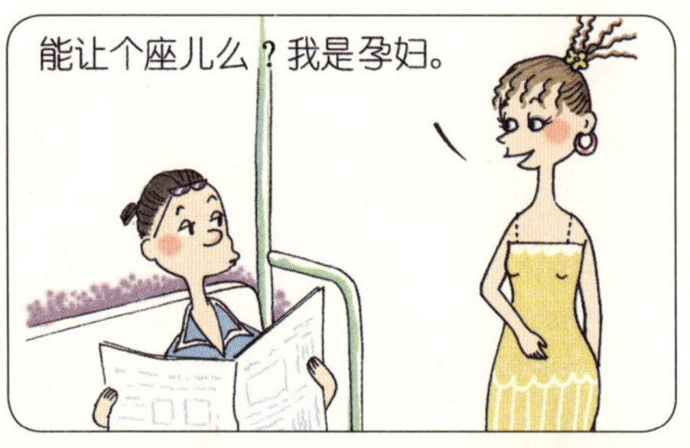

能让个座儿么？我是孕妇。

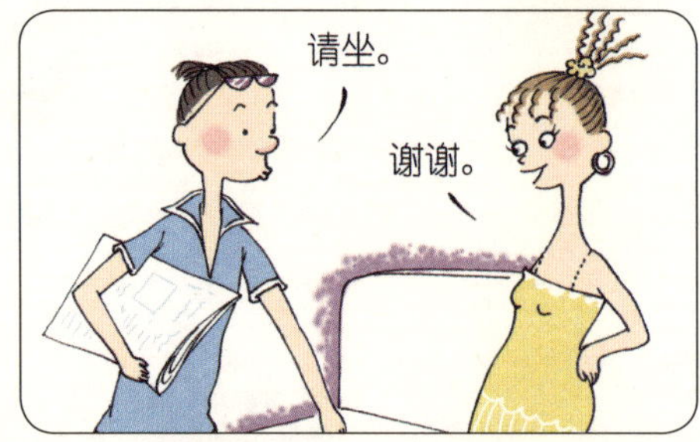

请坐。
谢谢。

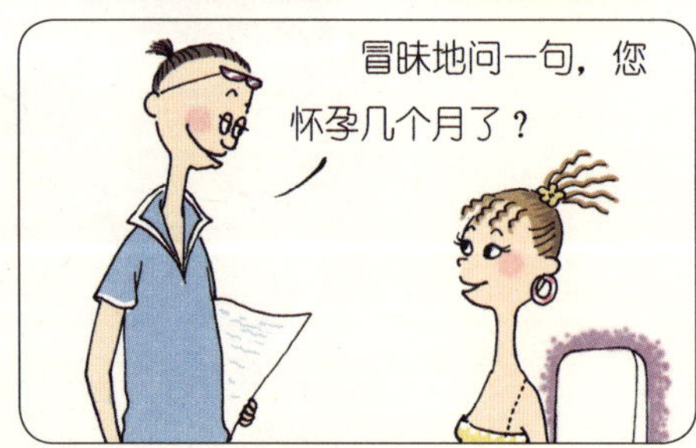

冒昧地问一句，您怀孕几个月了？

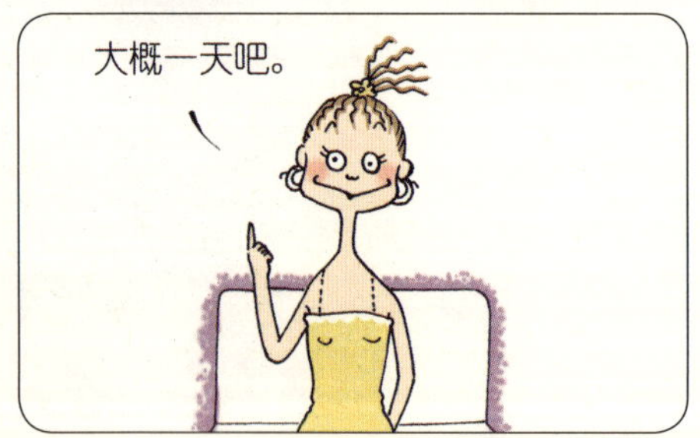

大概一天吧。

## 挑好日子

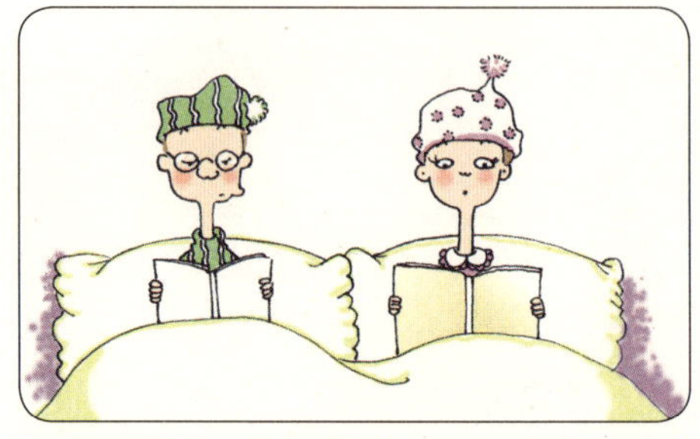

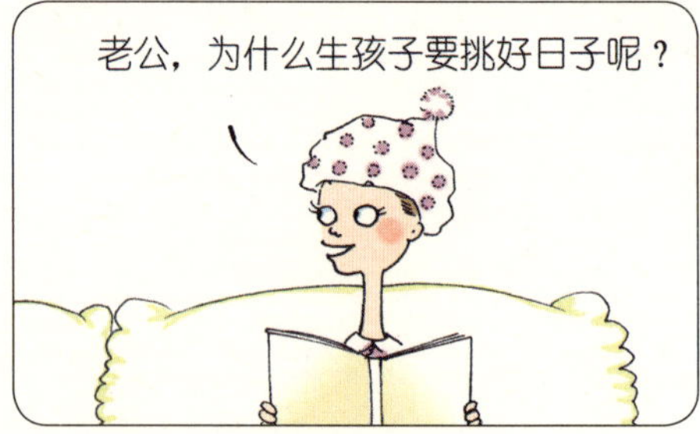

老公，为什么生孩子要挑好日子呢？

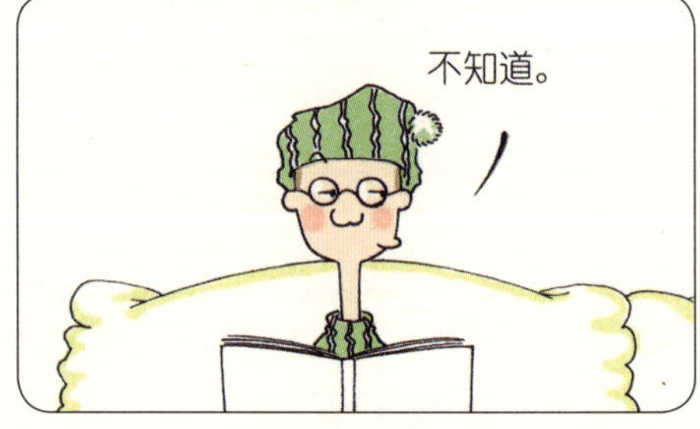

不知道。

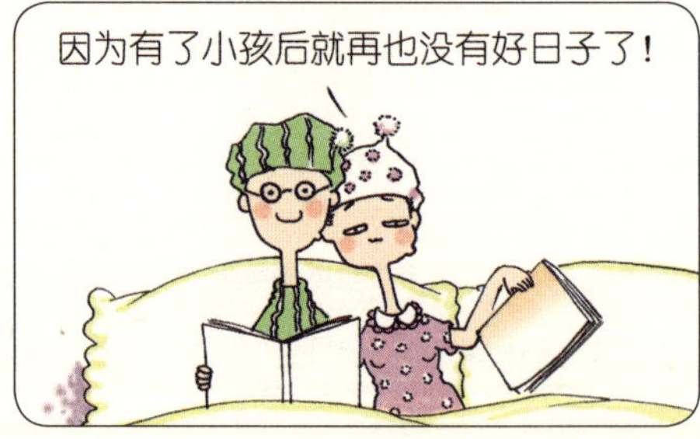

因为有了小孩后就再也没有好日子了！

# 孕二月

心情：刚知道自己怀孕，会紧张、焦躁、心神不宁，这时候心情调节很重要。



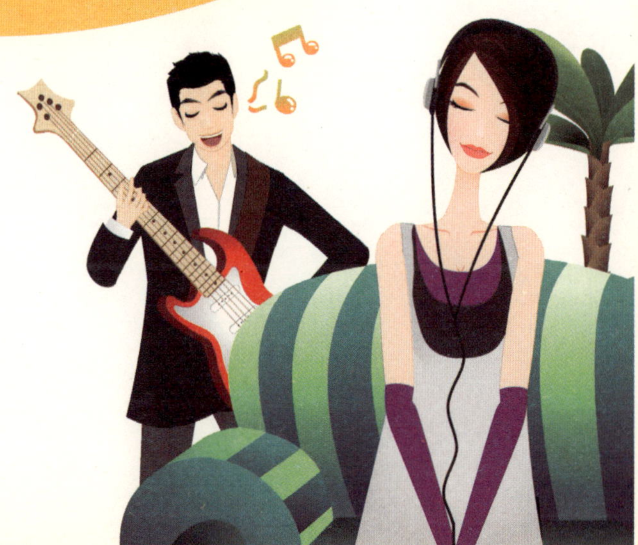

## 我们血脉相连

夜深了，辗转反侧迟迟不能入睡。我推开卧室那扇虚掩的窗，温柔的夜风夹带着丁香花的味道瞬间从空气中漫进家园。外面星光点点，我开始猜测在这繁星当中哪一颗该是宝宝的那颗星……

自从有了宝宝，我突然感觉世界竟然那样多彩，忙碌的生活里平添了几分厚重的关怀。尽管宝宝在肚子里才只有一个月大，但我相信，他（她）一定感受到了外面世界灼热关注的目光和父母的期盼。

我也常将自己深深地掩藏在一个不为人知的角落里，一次次地幻想着宝宝来到这个世界的灿烂笑容。

宝宝，昨夜妈妈梦到你，将你温暖柔软的身体拥在怀里，我们肌肤相亲，我们血脉相连……

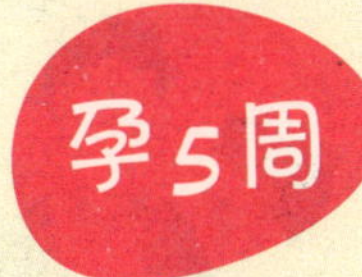

# 孕5周 期待我的星座宝宝

## ◎ 宝宝小样

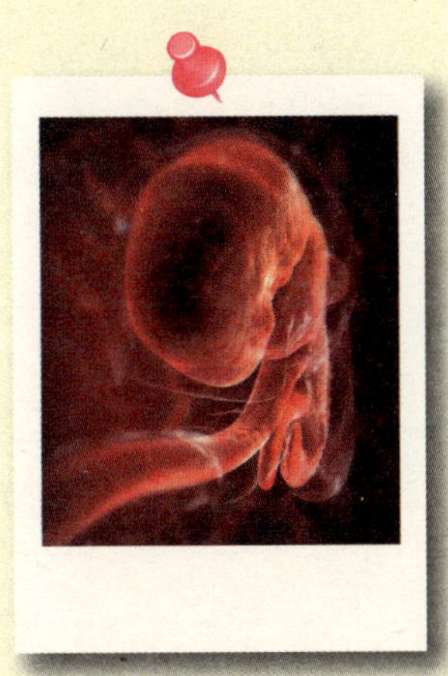

细胞团分化成原始内、外两胚层，呈圆盘状，称为胚盘，长约2毫米，外观像小海马。外胚层分化出胚内中胚层。三胚层是胎体发育的始基。每个胚层分化为不同的组织。神经系统和循环系统最先开始分化。

## A 预产期

怀孕需280天，即9个月零7天。预产期可根据最后一次月经的日期来推算。

### 推算方法

根据末次月经时间的第一天起，月份数减3或加9，日数加7，所得日期即为预产期。

末次月经日期：2011年01月 01日

月份：1+9 = 10

日数：1+7 = 8

预产日期：2011年10月8 日

末次月经日期：2011年10月 12日

月份：10−3 = 7

日数：12+7 = 19

预产日期：2012年7月19 日

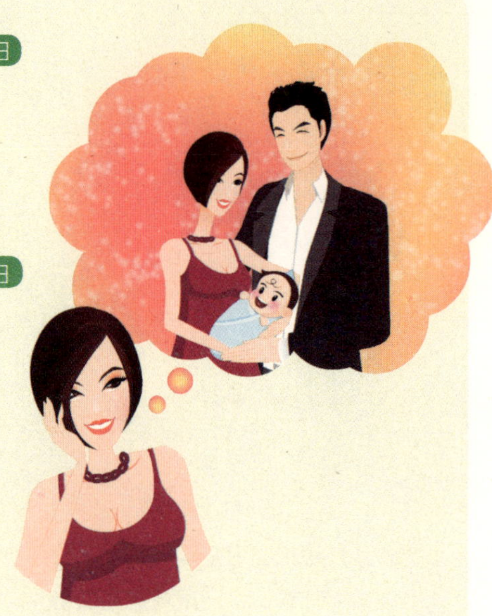

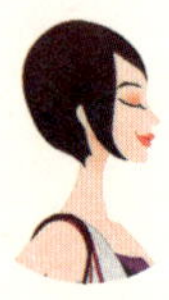

我的预产期在：　　年　　月　　日

预产期只是一个预计生产的日期，并非十分准确。所以在预产期前3周或后2周内生产，都属于正常现象。

## 最佳预产期：4月、5月

从秋季怀孕来推算，预产期是次年的4～5月。调查发现，4月份出生的孩子身高比同等条件其他月份出生的孩子要高，尤其是与10～12月出生的孩子比较，差距可达4厘米。

## 星座宝宝

### 水瓶座 1.21–2.19

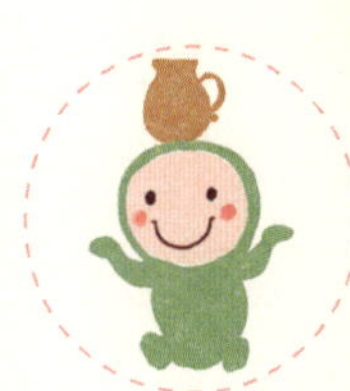

充满智慧与理性，头脑灵活，性格坚毅、浪漫、开放，学习能力强，会很能干哦！以怪异行为著称的他们，需要父母给予大量的自由和充分发挥想象的空间。用开放的态度面对人生的水瓶BB，有着比任何人都多的包容。喜欢与别人分享自己独创的见解及发现，具有丰富的创造力。

星座名人宝贝：

爱迪生（生日2月11日）、林肯（生日2月12日）、达尔文（生日2月12日）

### 双鱼座 2.20–3.20

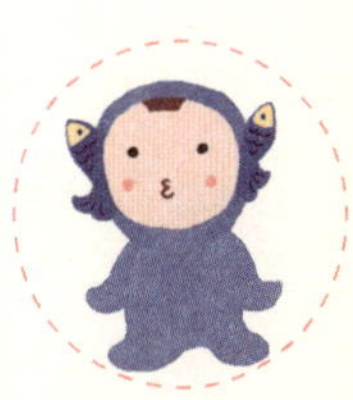

双鱼BB，各个都是小小梦想家，乐意和别人分享，具有博爱的奉献精神与宽容的心，对环境敏感，心情易变，容易缺乏自信。

星座卡通宝贝：

皮卡丘（生日2月27日）

双鱼座星座宝贝

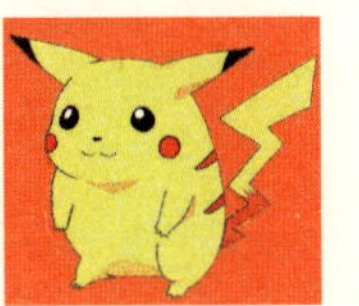

皮卡丘

皮卡丘，鼠类神奇宝贝，在可爱的外表下，隐藏着聪明、调皮、勇敢、坚强和好胜的性格。战斗时身手敏捷，还有强大的电气招式——十万伏特。皮卡丘十分讨厌被人驯养。

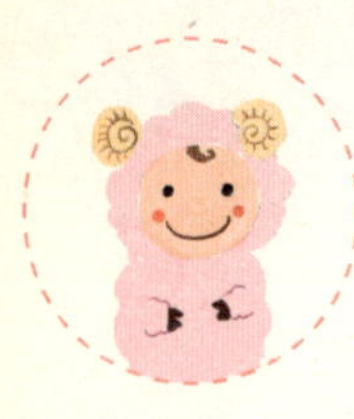

## 白羊座 3.21-4.20

好强、积极、爱冒险，性格活泼率直。率真坦白、天赋聪颖且极为好动，意志坚强，容易以自我为中心。个性开朗，有点儿小固执，不轻言放弃，不耐烦别人的指导，具备指导者的姿态。

星座卡通宝贝：

蜡笔小新、EVA绫波丽（生日3月30日）、樱木花道（生日4月1日）、阿童木（生日4月7日）

白羊座星座宝贝

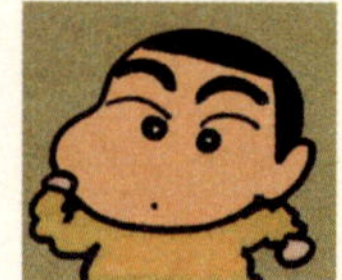

蜡笔小新

蜡笔小新长了一颗像 March 汽车的大头，两条细细短短的小马腿，既不天真无邪，也不纯洁可爱。看见漂亮的女人就流口水、双眼发亮，跑过去想跟她做朋友。他别出心裁，富于幻想，以儿童的纯真眼光略带调侃地看待世界。他顽皮，爱嫁祸于人，是个捣蛋天才，处处跟妈妈作对，叫人又爱又恨。

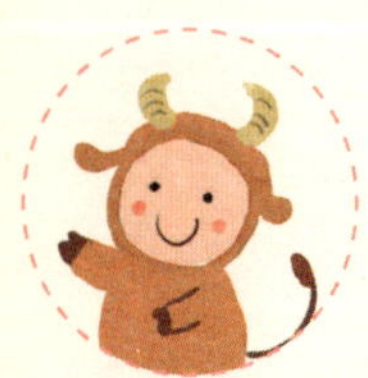

## 金牛座 4.21-5.21

对追求和谐的金牛BB而言，他们拥有体贴、关怀他人且能管理自己的能力，能获得朋友的信赖。具有容忍心，坚持原则，不论任何事情，都会脚踏实地去做。

星座卡通宝贝：

樱桃小丸子（生日5月8日）、江户川柯南（生日5月4日）、流氓兔（生日5月8日）

金牛座星座宝贝

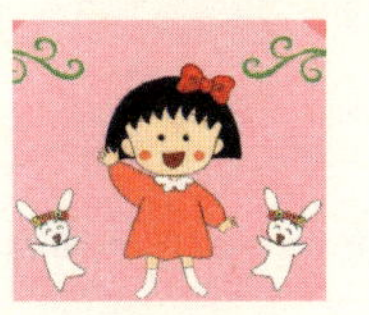

樱桃小丸子

樱桃子，绰号小丸子。爱无理取闹、爱和姐姐争吵、爱看漫画、不爱运动、耍笨耍宝不收拾房间、爱占便宜、贪钱、贪新鲜。粗心大意，遇到困难就半途而废。性格倔强，不听别人劝告。她坚持着当漫画家的梦想，是一个乐观的小女孩。

## 双子座 5.22-6.21

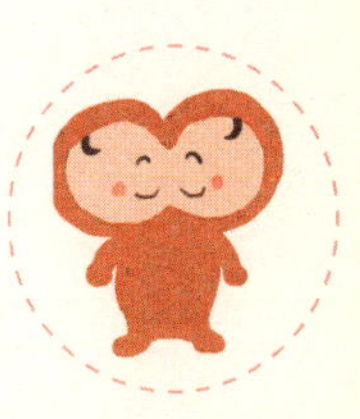

聪明好学，爱发问，善变，让人难以捉摸。心思细密，有很强的感受力，有敏捷的思维和绝佳的沟通能力，重视个人自由胜于一切的他们，容易被有趣、新奇的事物所吸引。

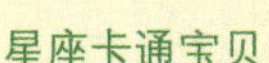

星座卡通宝贝：

加菲猫（生日6月19日）、白雪公主（生日6月15日）

双子座星座宝贝

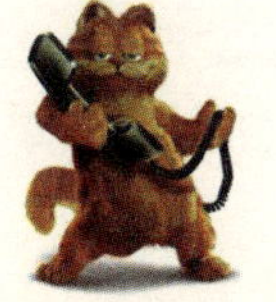

加菲猫

加菲猫是世界上最幸福的一只猫，它愤世又懒惰，整天除了它热爱的睡觉吃饭之外，就无所事事了。生活对加菲猫来说简直好得不能再好了。加菲猫最喜欢做的事情，肯定是坐在电视机前舒服的椅子上，看它喜欢的电视节目。

## 巨蟹座 6.22–7.22

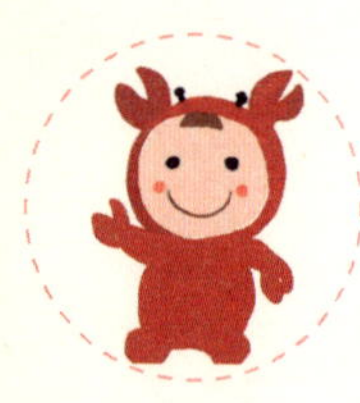

巨蟹BB观察力绝佳，他们会把观察而来的外在世界，深藏在其敏锐的小小内心世界中。他们的才华会显露在家中，很有礼貌，能得到周围朋友的喜爱。

星座卡通宝贝：

月野 兔/水冰月（生日6月30日）、麦兜（生日1988年7月）

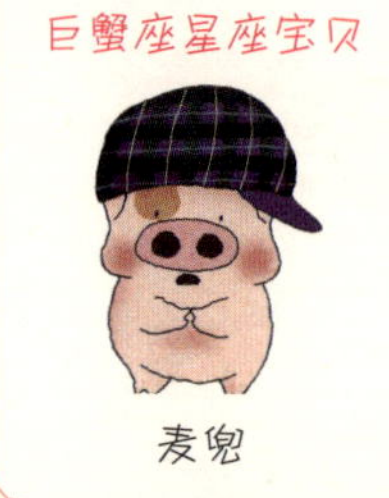


麦兜是只单纯乐观的小猪，资质却甚为平平。麦兜性格单纯乐观，为猪正直善良。

## 狮子座 7.23–8.22

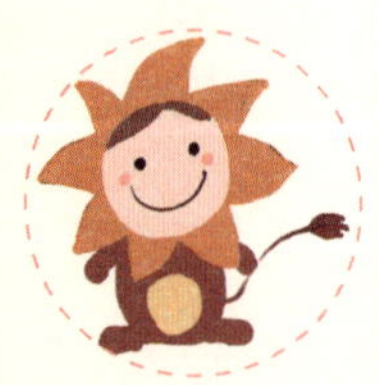

天生的明星或领导人物，自尊心强，追求完美，雄心、力量和自信是这个星座的标记。狮子BB习惯以大动作来告诉别人他们的存在，领袖型的他们喜欢被捧在高处，赞美和欣赏的话怎么也不嫌多，要经常给他们戴戴高帽。个性率直、广结善缘、有同情心及正义感。他们创造力丰富、性格乐观、活力充沛。

星座卡通宝贝：

野比大雄（生日8月7日）

狮子座星座宝贝

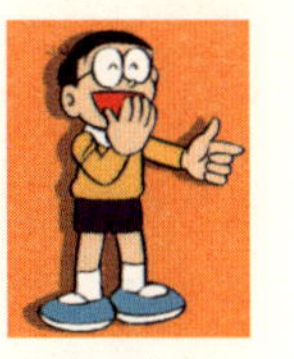

野比大雄

野比性格懒惰，做事只有3分钟热度，不肯读书，上课不专心，爱做白日梦。不顺心时只管大哭，哀求机器猫帮忙，是一个依赖性很强的孩子。野比很有爱心，十分喜爱动、植物。

## 处女座 8.23–9.23

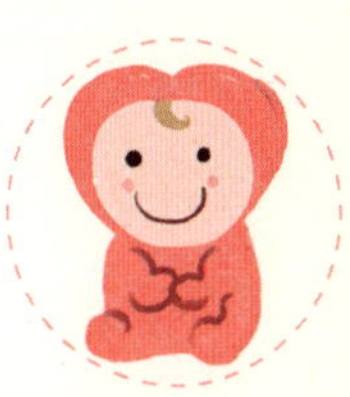

处女座BB是一个从小就有是非观的孩子，长大后多数是完美主义者。有出色的分析能力，做事很谨慎小心，喜欢干净、整齐。

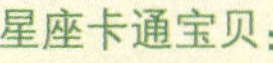

星座卡通宝贝：

机器猫哆啦A梦（生日9月3日）、沙加（生日9月19日）

处女座星座宝贝

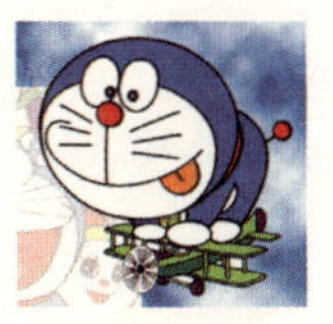

哆啦A梦

机器猫心肠好，心肠软，乐于助人。每次野比遇到困难，他总会帮忙，但有时会用愚蠢的方法来帮助他。当他吃不到铜锣烧或人们叫他狸猫时，他的脾气会非常暴躁。

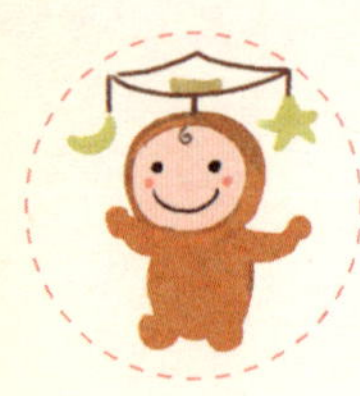

## 天秤座 9.24-10.23

天秤座BB感情丰富，追求美感，脾气好。虽然沉默寡言，但内心热情，长大后多数都会是富有感性、魅力、优雅的人。不过做事缺少定力，容易半途而废。 教育这样的宝宝父母要有很好的耐心，要循循善诱，提高他们对学习的兴趣。

星座卡通宝贝：

SNOOPY史努比（生日10月2日）

天秤座星座宝贝

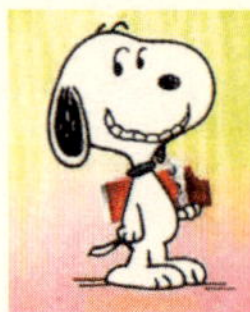

史努比

史努比想象力非常丰富，喜欢扮演不同角色，有朝气，运动能力精湛。它是世界上最纯真、善良的狗狗。自认为是潇洒的绅士，对女孩子很温顺、亲切。爱写小说，喜欢吃比萨、饼干及冰淇淋。

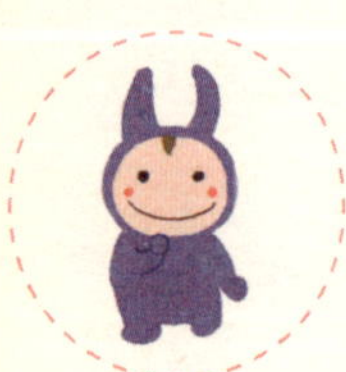

## 天蝎座 10.24-11.22

少年老成是天蝎座BB的特点，他们有着无穷的精神与体力，是不容被忽视的人群，富有同情心和正义感，有很强的自尊心。 记得不要在人多的场合公开批评他们，那样即使他们知道自己错了，也不会轻易认错。

星座卡通宝贝：

Hello Kitty凯蒂猫（生日11月1日）、米老鼠（生日11月18日）

天蝎座星座宝贝

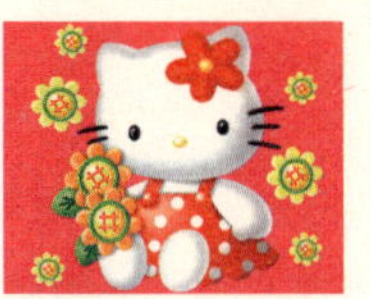

Hello Kitty

Hello Kitty是一个精力充沛的小女孩，性格开朗活泼，温柔热心，调皮可爱，喜欢交朋友，喜欢扮演大人，擅长打网球，钢琴也弹得非常好。最拿手的厨艺是制作欧洲田园风格的小饼干。喜欢上英语课和音乐课。希望长大后当一个伟大的诗人和钢琴家。

## 射手座 11.23-12.21

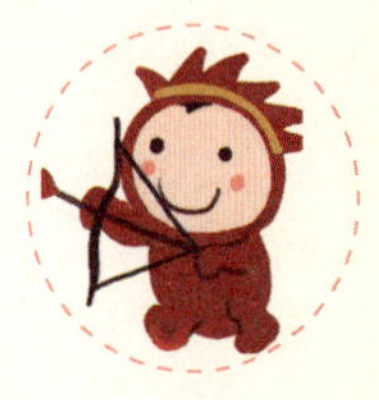

活泼、直爽、具有好奇心，做事情认真负责。 射手座BB是天生的乐观者，总能看到事情最光明美丽的一面，充满好奇心的他们，永远在追求对世界的了解，不会感到无聊，总有新颖、富有挑战性的计划。

**星座卡通宝贝：**

圣斗士星矢（生日12月1日）

射手座星座宝贝

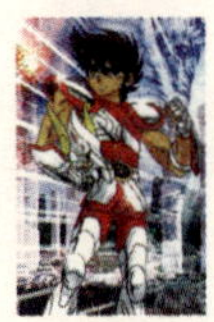

圣斗士星矢

星矢性格开朗，擅长斗技，会多种拳术，如天马流星拳、天马彗星拳、天马回旋碎击拳。他的生命力很顽强，做事勇气十足，朝着既定目标奋勇前进。

## 摩羯座 12.22-1.20

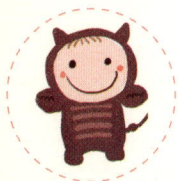

摩羯座BB是一个节俭的孩子，对于浪费精力的事情他们不屑一顾，往往像个小大人。一般以谨慎的态度面对新鲜事物，具有孤独、严肃及自我压抑的特质，在陌生人面前容易害羞。如果投缘，他们会成为最好、最值得信任的朋友。

星座卡通宝贝：

流川枫（生日1月1日）、丁丁（生日1月10日）

魔羯座星座宝贝

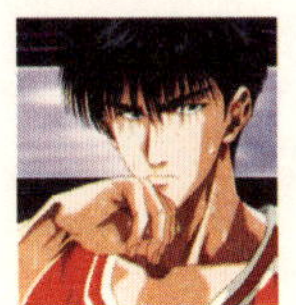

流川枫

流川枫性格内向冷漠，不做家事、不看书、不看电影、不打电动、不看电视、不会买东西、不打电话、不上网、不养宠物、不吃零食，有时甚至不开灯……爱好打篮球、睡觉、洗澡、听音乐。他长得很帅，非常酷，几乎不与人说话，只有跟樱木吵架才会主动开口。

## 血型配对

孩子的血型取决于父母双方的血型基因，孩子的血型可以和父母相同，或与父母一方相同，也可能与父母完全不同。

| 父母血型 | 宝宝可能血型 | 宝宝不可能血型 |
| --- | --- | --- |
| A A | A O | B AB |
| A O | A O | B AB |
| A B | A B AB O | |
| A AB | A B AB | O |
| B B | B O | A AB |
| B O | B O | A AB |
| B AB | A B AB | O |
| AB O | A B | AB O |
| AB AB | A B AB | O |
| O O | O | A B AB |

## 血型与性格

O型血的人人生观豁达，讲究实际，热爱生活，精力旺盛。注意力集中，目的性强，办事能抓住重点。情绪稳定，思维判断逻辑性强，利害关系明确。金钱观念灵活，善于周转资金，创造财富，毫不吝啬在人际关系上花钱。衣着随便，不赶时髦。喜欢乡土风味和家庭饭菜。喜欢回忆，对未来充满信心。

### 显性素质

1. 做事必须有一个明确的目的。
2. 以硬件实力为标准来衡量人和人际关系，重视实力。
3. 有心机，试探性强。
4. 注重实际执行的措施、办法，拒绝纯粹的理论、精神交流。
5. 办事给出的信息十分明确，直接而简单，几乎不做感情交流。
6. 有务实精神，看重实际利益。
7. 竞争性、排斥性强。
8. 乐观豁达，有持之以恒的精神。
9. 注重团队配合，但必须自己做主。
10. 欲望和发表力强。

### 隐性素质

1. 表达、说理能力差，不善于交流。
2. 对必要的感情交流和关怀表现得冷漠。
3. 主张较量实力，不谈道理。
4. 不容易相信别人，多疑。
5. 以自我为中心，有喜欢让别人都围在自己身边的倾向。
6. 有游戏情感的倾向。
7. 常爱挑剔别人。
8. 固执，不看重也不接受别人的观点。

9. 有等级观念和定位取向。

10. 安全感弱，有侵略性。

## 血型与性格

A 型血的人人生观比较复杂，既希望安定的局面，又渴望摆脱现状。思维判断有条理，考虑问题细致周密，是一个完美主义者，讨厌矛盾的逻辑，喜欢讲道理，具有持之以恒的精神。金钱观念严肃，资金管理严格。衣着讲究质地和雅致，喜欢中间色，喜欢同家人或朋友聚餐。

### 显性素质

1. 在必要的外事活动中能够有勇气直接面对各种事务。
2. 热爱集体，有团队精神和服务精神。
3. 能与人为善。
4. 有以大局为重的整体观念，思维上从头到尾都是一个整体。
5. 责任心强，不推卸。
6. 有很强的务实精神，注重事物的实际和实效性。
7. 对环境的适应能力比较强。
8. 气质优雅，举止端庄得体。

### 隐性素质

1. 不喜欢过多的铺陈和排场，不爱社交。
2. 为自己考虑较多，容易忽略他人的想法和感觉。
3. 认为付出了就应该有回报。
4. 对于危险和不适应自身的东西保持着高度警觉。
5. 不善交际。与人交往会长期保持同一状态并无进展，内心与他人的距离很大。
6. 少与他人沟通。
7. 对新事物的接受在内心保持一定距离。
8. 不在人前过分释放不满情绪。

## 血型与性格

B型血的人较为达观，喜欢按照个人兴趣生活，热爱有趣的工作。喜欢自由，不拘泥于环境和社会习惯。行为不受约束，对事自有主张，敢于标新立异。判断速度快，思考面广，重视真实性。不愿意处于一成不变的状态中，习惯于忙碌，习惯有计划、合理地花钱。一般不太讲究穿着，喜欢原色或鲜艳的色调。

### 显性素质

1. 善良，热心肠。
2. 天真，活泼，单纯，用简单心对复杂事。
3. 沟通能力强，相信所有的事情都能通过沟通和平解决。
4. 创造能力强，独立能力强，喜欢与众不同。
5. 兴趣广泛，多才多艺。
6. 重情义，热情好客，爱交友。
7. 重视理念、道理、原则和宗旨。
8. 反应速度快，富于变化，灵活变通。

### 隐性素质

1. 心肠软，容易动情。
2. 容易按照简单的想法说话、做事。
3. 体会别人的感觉和心情。
4. 有灵性，有悟性。
5. 注重自我实现和自我认同。
6. 有很强的感知性，情绪容易受外界事物的影响而波动。
7. 交往中有羞怯、难为情、怕丢人、怕麻烦的倾向，有时会怯场或怕人，有时又会多愁善感。情绪多变，心思细腻。
8. 容易妥协、让步。

## 血型与性格

AB型血的人态度温和，能与人和睦相处，多数时候待人和蔼可亲，但有时候由于AB血型人独特的思维方式使其他血型的人感觉到难以与其相处。崇尚理性，追求真理。憎恨表里不一的人，具有很强的批判精神。

### 显性素质

1. 思维敏捷。
2. 冷静，很少显露激动神态。
3. 能充分利用他人。
4. 对环境的适应能力强。
5. 以辨证的思维方式思考问题。
6. 有一定的领导和组织才能。
7. 重视感情。
8. 智商高的可能性大于其他血型。
9. 讲究用特别的风格彰显个性。
10. 有才能，多数有一项技巧。
11. 喜欢在品位高尚的地方约会。

### 隐性素质

1. 自我封闭，拒人于千里之外。
2. 不愿多谈及自己。
3. 看起来行动迟钝，做事磨蹭，常常显得疲惫不堪。
4. 很现实的处世方式，把合理性放在第一位。
5. 讨厌做作的表现，情感的表达方式非常含蓄。
6. 冷静，善于把握事物平衡，头脑清晰，考虑事物全面。
7. 社交场合中，过分沉着审慎地筛选辞令，不轻易表露自己的真实想法，多少给人以难于接近的印象。
8. 内心深处情感复杂，感情丰富。

# 孕6周 妈妈是保护宝宝的天使

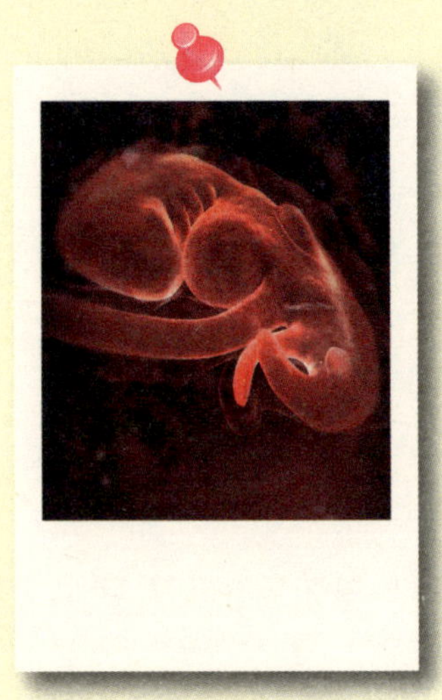

## ◎ 宝宝小样

本周末，胎儿顶臀长4～5毫米。只有一个心室的心脏开始规律跳动。血液开始循环。连接大脑和脊髓的神经管已经闭合，消化管道开始形成。胚胎出现面部特征，鼻孔清晰可见，脖子和下巴开始成形。胚胎上开始长出幼芽，将来会发育成胳膊和腿。

## 身边的危险因素

### 化学物质、重金属物质

如果工作环境中有一些有害的化学物质、重金属物质，在准备怀孕时就应该远离，这些有害物质可能会造成宝宝畸形或流产、早产等。如果无法避开可疑的有害物质，应该严格遵照安全操作规程，穿防护服、戴隔离帽和口罩，避免粉尘的吸入，避免与皮肤的接触。

### 电脑

电脑开启时，显示器散发出的电磁辐射对细胞分裂有破坏作用，在怀孕早期会损伤胚胎的微细结构。

### 电话

电话听筒上2/3的细菌可以传给下一个拿电话的人，是办公室里传播感冒和腹泻的主要途径。准妈妈们应该减少打电话的次数，经常用酒精擦拭听筒和键盘。

### 空调

空调制造了一种凉爽宜人的环境，刚从户外步入写字楼，会感觉很舒适，但在空调房里面待久了，会有头昏、疲倦、心情烦躁的感觉。空调使得室内空气流通不畅，负氧离子减少。长期在空调环境里工作的人50%以上有头痛和血液循环方面的问题，而且特别容易感冒。因此，在空调房工作的准妈妈们要经常开窗通风，每隔两三个小时到室外呼吸一下新鲜空气。

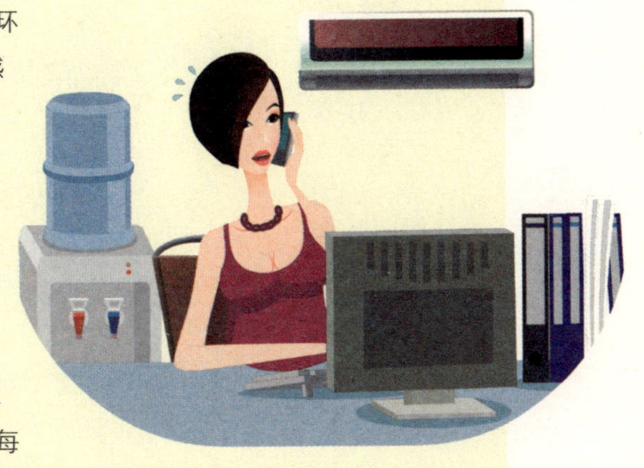

### 复印机

复印机启动时会释放一些有毒气体，有些过敏体质的人会因此发生咳嗽、哮喘。复印机工作时的静电作用会在空气中产生臭氧，使人头痛和晕眩。

### 饮用水

大多数新建住宅的自来水都是安全的。有年头的老房子的自来水可能会有含铅物质的隐患。孕妇最好饮用经过过滤的水。

### 清洁用品

避免使用所有的液化气体喷雾剂、烤箱和灶具的清洁剂，特别是有强烈气味的清洁产品，如含有氨和氯的洗涤用品。可以用“绿色”清洁剂取代这些化学合成清洁剂，如发酵粉、醋和柠檬汁。

### 美容产品

孕期不要去美发店和美容院。烫发剂、指甲去光水、指甲油的味道对准妈妈来说都对身体产生不良影响。孕期切记不要电烫和染发，有足够多的研究结果显示，用于美发的化学药剂与胎儿缺陷可能有关联。

### 杀虫剂

可以杀死一群虫子的化学药剂毒性得有多强，对于胎儿，可能就不太安全。如果社区正在喷洒除虫剂，准妈妈们最好离开住所几天。

### 油漆及溶剂气味

孕期应避免闻到油漆的味道，油漆含铅及水银，对胎儿是有害的。同时还要避免接触溶剂、家具亮光漆和喷雾剂。

### X射线

X 射线是一种波长很短、穿透能力很强的电磁波。对孕妇来说，如过量接受X光照射，在怀孕的早期会导致胎儿严重畸形、流产及胎死宫内等情况的发生。

### 空气

虽然孕妈妈的胎盘和肺可以过滤有害物质，以避免胎儿受到直接影响，但最好还是做更多的防御，以降低污染物接触胎儿的可能性。

居住环境要远离繁忙的交通要道或排放污染气体的工厂；行走时要避开拥挤的街道以及排放高量废气的交通工具；驾车族的准妈妈要请家人代劳加油；家里若有煤炉或瓦斯器具，要经常检查是否有漏气的可能性；不要在烟尘指数高的地方做运动；无论是工作环境还是家居环境，都要避免吸入二手烟。

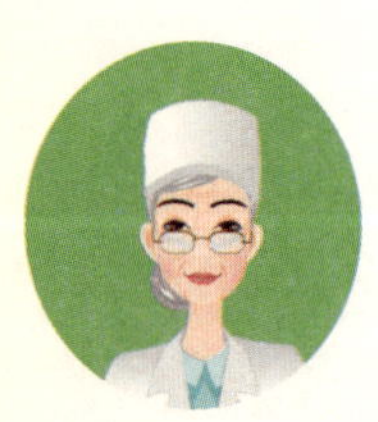

受孕后3～10周（即停经5～12周）是胎儿主要器官的分化发育期，这是一段非常脆弱的时期。通常环境毒物对前3个月的胎儿所造成的危险最大，胎儿此时对来自危险环境的抵抗力特别脆弱。虽然如此，准妈妈们也不必过度担心，如果能回避有害物质——禁用的药物、酒精、烟等，并且摄取充足的养分，会有95%以上的机会生出健康的宝宝。

# 孕7周 改善孕期焦虑情绪

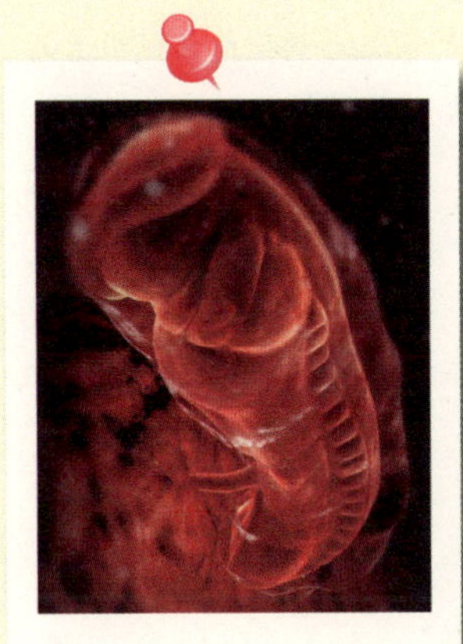

## ◎ 宝宝小样

胚胎像一颗豆子，大约 12毫米。胚胎面部器官十分明显，眼睛是个黑点，鼻孔大开，耳朵有点凹陷，已出现心跳。

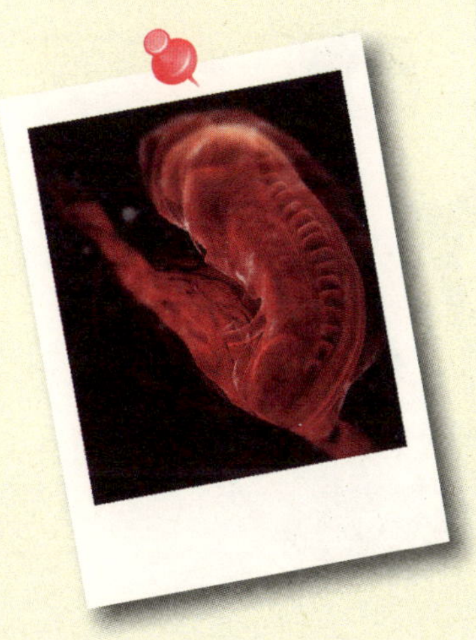

## E 情绪焦虑

这周，准妈妈的体形还没有太大的变化，没有出现妊娠反应的孕妈妈体重会略有增加，而开始孕吐的准妈妈们也许体重还会有所减轻。不过此时胎儿所需的营养并不是很多，所以准妈妈们不用太担心因为食欲不佳而影响到胎儿健康。

心理方面，准妈妈们就要注意了。孕初期，多数孕妇会有很大的情绪波动，经常会烦躁不安，像孩子一样任性固执，其实这都是焦虑引起的，焦虑是妊娠期精神障碍的主要表现。因为害怕胎儿畸形，顾虑孩子的性别，加上工作、家庭带来的种种琐事烦恼都会引起不同程度的焦虑。孕妇因焦虑情绪引起的生理变化会通过胎盘传递给胎儿，不仅影响胎儿的健康发育，甚至会导致畸形和流产。

认识了解焦虑情绪的危害，准妈妈们要比任何时期更成熟地对待自己的心理问题，积极寻找减压、舒缓情绪的方法。对于担心胎儿健康成长的问题，可以寻求医生或有生育经验的朋友的帮助；对待孩子的性别问题更是要平和心态，即便是面对家里老人施加的压力，也不要放在心上；对于家庭琐事、工作中的烦恼，要学会开阔胸襟，宽容对方，避免生闷气和发怒。

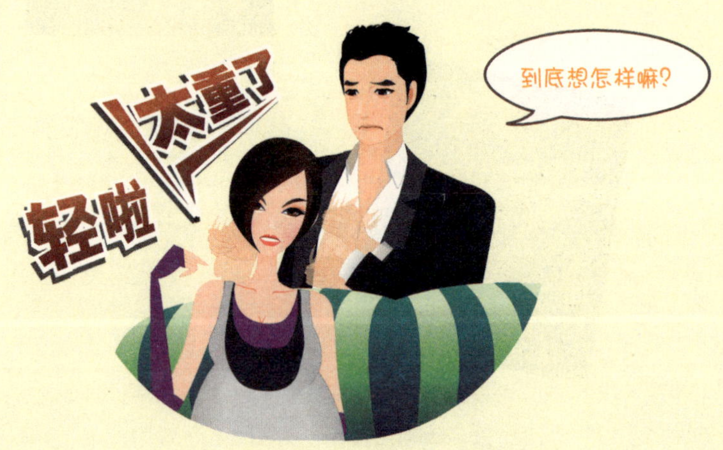


## F 减压音乐

处于巨大压力之下的现代人必须用各种方式来放松自己。运动、旅游和朋友聚会都是不错的选择，但最适合孕妈妈的减压方式也许就是听一些让人身心愉悦的音乐了。

当欣赏完一曲美妙的音乐后，神清气爽的愉悦感就是音乐功效的最好体现。当心绪不佳、神经处于紧张状态时，听一曲优美的音乐，立即会感到心情舒畅。

## 向孕妈妈们推荐几张减压CD吧!

### 古典名曲

舒伯特、施特劳斯、巴赫、贝多芬、莫扎特、柴可夫斯基，这些享誉全球的著名音乐家的作品，在孕期可是必听的动人旋律。心情低落的时候可以听听欢快的圆舞曲，而当需要平静心情的时候可以听听舒缓的小夜曲，像著名的《春之声奏鸣曲》、《天使小夜曲》、《蓝色多瑙河圆舞曲》、《献给爱丽丝》、《小天鹅之曲》等，都是非常适合孕妈妈和胎宝宝静心聆听的美妙乐章。

### 《夏 日》

《夏日》是乔治·温斯顿的钢琴演奏专辑之一。这是一张标准的减压音乐CD，很适合独自一人的时候欣赏，它能让你渐渐远离尘世中的喧嚣，让你的心灵回到记忆的最深处。轻快活泼的曲风，让夏日清静的山谷美景、鸟语花香的情境浮现眼前，让你的内心充满柔情，对生命的热爱与感动在心头涌动。

### 《Amore》

《Amore》是世界顶尖男高音盲人歌唱家安德烈·波切利的作品。对一个歌剧演员来说，失明无疑是巨大的障碍。然而他以乐观的态度和对艺术的执著追求战胜了生理的缺憾，一步步迈向事业的巅峰，失明反而给他的生命赋予了尼采式的孤巍与壮丽。波切利的声音充满激情，洋溢着鲜活的生命力，超越了语言的界限，使音乐成为感动心灵的通用语言。他的高音柔软，演唱风格顺畅自然，被人们视为最能释减工作压力及生存压力的妙方，歌声洋溢着对生命的热情礼赞，给人积极向上的精神享受。

# 孕8周 身体的变化让人心神不宁

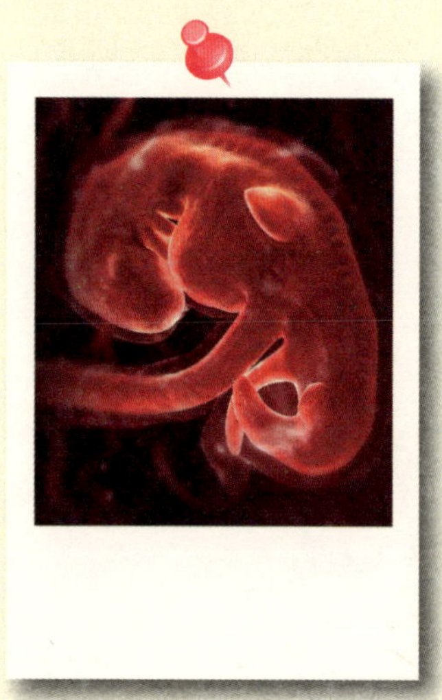

## ◎ 宝宝小样

胚胎20毫米长，手指脚趾间有少量蹼状物。胚胎像跳动的豆子开始运动，会踢动和伸直双腿。

## G 身体机能变化

生命的种子已种植在身体内，由于荷尔蒙的作用，孕妈妈可能在未确知怀孕前就觉得身体有了一种异样的充实感。进入孕8周，头晕、乏力、嗜睡、流涎、恶心、呕吐、喜食酸性食物、厌油腻等早孕反应表现明显。多数孕妇会有尿频、乳房增大、乳房胀痛、腰腹部酸胀等症状，有人还会感觉到身体发热。这时期，孕妇子宫增大，如鹅蛋大小。

### 恶心

恶心与孕吐最厉害的阶段是在怀孕第1月至第2月之间。恶心是因为体内激素剧增，身体还无法适应的表现，80%以上的孕妇都难以幸免。看电视剧的地球人都知道，当女人恶心地捂着嘴冲进厕所，八成就是有宝宝啦！听说还有极少部分的孕妇不会有孕吐反应，那真是天底下最lucky的女人了！

疲倦嗜睡

从第 1 个月间歇性的倦怠，到第 2 个月时就是彻底的倦怠期。这种倦怠感比熬夜工作产生的疲倦可要厉害得多，身体本能地看见床就想睡，看见椅子就想坐，看见墙角就想挨着歇歇。

忙碌的白领孕妈妈要放慢生活和工作的节奏，这时再想扮演女强人的角色已经力不从心了。听从肚子里宝贝的意见，让身体指挥自己，尽量多休息。

乳房的变化

当怀孕至第5周左右，乳房会开始有所改变，乳头颜色会逐渐变深，乳房正下方的血管会越来越明显，多半还会有胀痛的感觉，比月经前的乳房胀痛感觉强烈一点。整个孕期，乳房的胀大会使体重增加1公斤左右。在激素的作用下，乳房会有刺痛、胀痛、温热、胀满以及对触摸敏感的现象。乳晕会变大变深，乳腺变得明显，还会分泌润滑液体。

尿频

女性的子宫位于盆腔的中央，其前方为膀胱，后方为直肠，子宫体会因膀胱和直肠充盈程度的不同而改变位置。正常情况下，膀胱贮存尿液达400毫升时方可使人产生尿意，平均约4小时排尿一次，饮水量多则排尿间隔时间相应缩短。妊娠后，子宫开始增大，加上孕激素引起盆腔充血，压迫膀胱引起尿频。孕12周以后，子宫体进入腹腔，

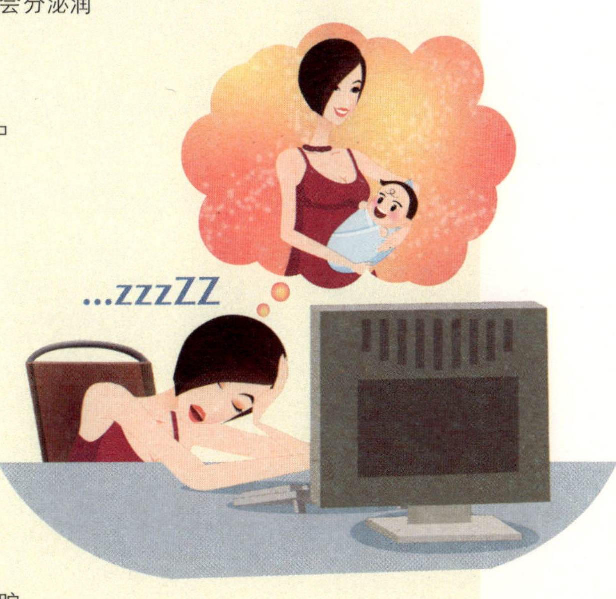

对膀胱的压迫有所缓解，一部分孕妇会感到尿频症状减轻，但还有一部分未有改善。虽然尿频是一件尴尬的事，尤其在外出不方便如厕时，但孕妈妈们不能因为这样而减少水分的摄入。大量喝水多排尿，对自身还有胎儿的健康都很有好处。

### 口渴

孕妇比平常人更容易觉得口渴，那是因为体内的胎儿需要许多液体填充他们的“游泳池”，另外大量的水分摄入有助于肾脏排泄胎儿产生的代谢废物。一天水分的摄取量最好为8大杯（每杯约250毫升）。不要等到感觉口渴的时候再喝水，养成每两个小时喝一杯水的习惯。白开水是最适合孕妇的饮料。但很多孕妇也许不习惯一天喝那么多白开水，甚至会引起呕吐，那可以喝蔬菜汁或食用含水分高的蔬菜瓜果、各种粥食、汤点来补充。

### 胀气放屁

放屁绝对排在女性视为所有最尴尬的事情之首，如果在公众场合听到自己的身体发出那清脆的一声或几声单音节时，会脸红到脚后跟。因为子宫的增大会压迫大部分消化系统，消化道本能产生的气体与之抗衡，所以这件尴尬事在孕期可是会经常发生的。除了让自己的脸皮变得厚厚的一笑置之，也许你该注意下面几点，帮助减少胀气放屁的现象发生：细嚼慢咽，少食多餐，少吃油炸油腻食物，避免多吃含气食物（包心菜、花椰菜、豆类等），不喝碳酸饮料。

### 便秘

怀孕早期，体内激素的改变会抑制肠胃蠕动、减缓食物通过消化道的过程，消化越慢，水分被吸收得越多，肠蠕动减少加上粪便缺水变硬导致便秘。改善便秘除了多喝水外，还可以通过摄取富含纤维素的食物加以改善，像水果中的梅子、梨、杏，蔬菜中的胡萝卜、黄瓜、芹菜，谷物中的全麦面包、豆类和玉米。另外要养成饭后散步的习惯，帮助肠胃做运动。

### 睡不稳

体内从不休息的激素无法让人体的新陈代谢在夜间变慢，所以孕妈妈们既疲倦却又难以熟睡。像婴儿一样，准妈妈们整个夜晚处在浅睡状态，经常半夜醒来上完厕所后就失眠了。这样的现象会持续一段时间。

## H 前三个月的阴道出血

让我们请教一下专家哪些阴道出血是不必担心的，哪些是应该引起重视的。

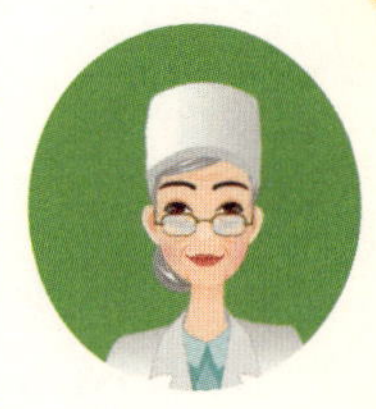

不必担心的出血多半是无痛、短暂、微量且没有任何其他症状发生，出血的颜色通常是深红色或粉红色，不带血块。以下3种是孕早期常见的正常出血状况：

1. 着床出血：胚胎植入血管丰富的子宫内膜着床后发生。

2. 原来月经期出血：胎盘前几周释放的激素量不足以抑制即将来临的月经，在怀孕后一两个月内仍有少量、短暂的出血。

3. 性交或运动后出血：这也是常有的出血现象，停止运动或性行为后，出血也跟着停止。

应该引起重视的出血现象通常伴随着疼痛、痉挛、大量或持续性出血，血色较深或鲜红，有凝结血块。一旦发生上述症状，不管你正在做什么，都必须停止下来，第一时间去医院就医。这些现象可能是流产或子宫外孕的征兆。这时你需要比平时遇到任何突发状况时都要更冷静对待，将沾有血渍或血块的内裤保留在干净的袋子里，医生问诊时出示并详细陈述出血前的身体状况。

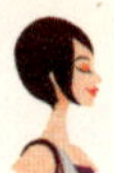

# 麻辣孕妈

## 玩电脑的老公

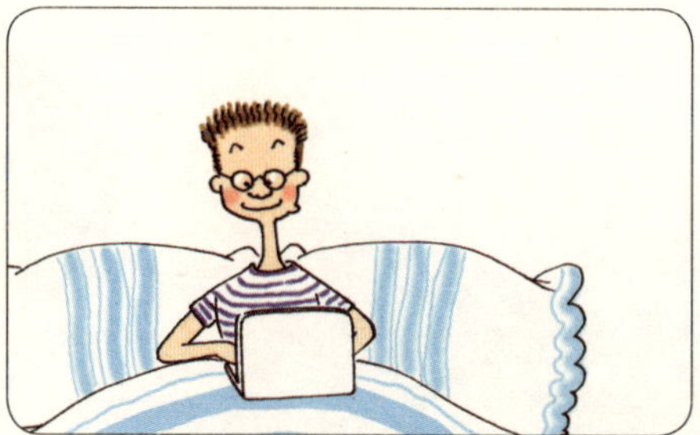

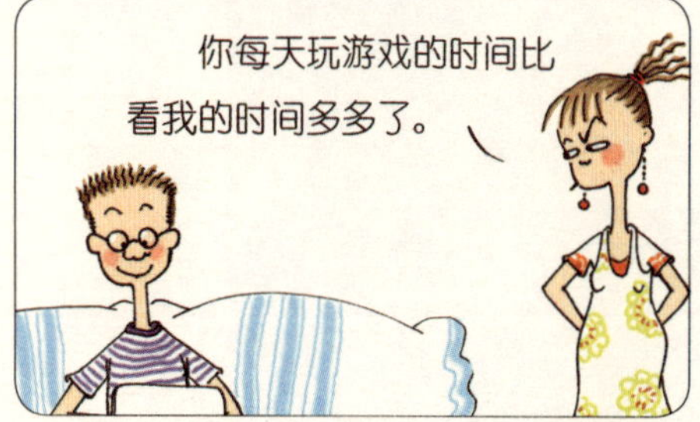

你每天玩游戏的时间比
看我的时间多多了。

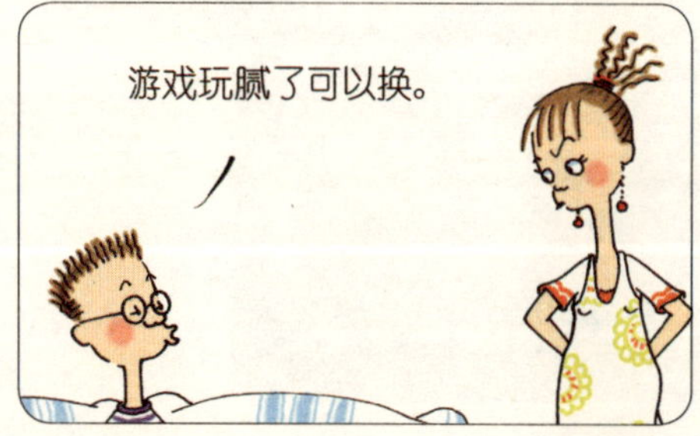

游戏玩腻了可以换。

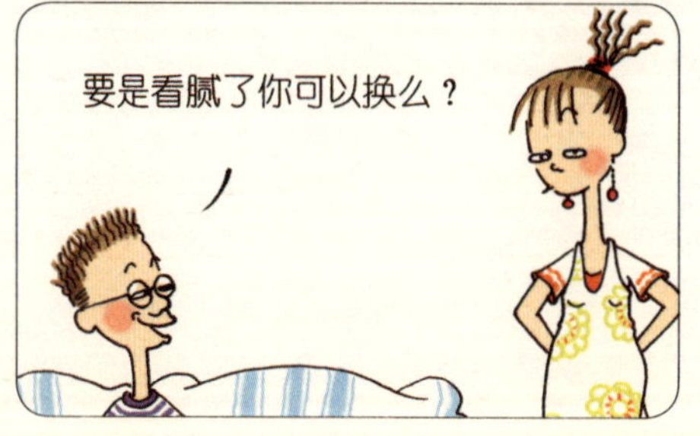

要是看腻了你可以换么？

## 母肥子壮

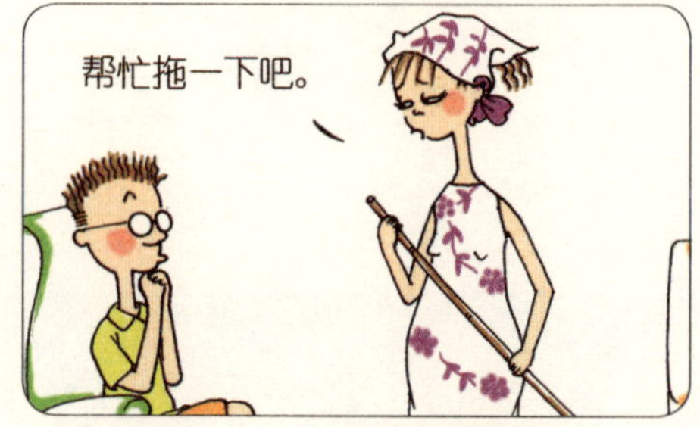

帮忙拖一下吧。

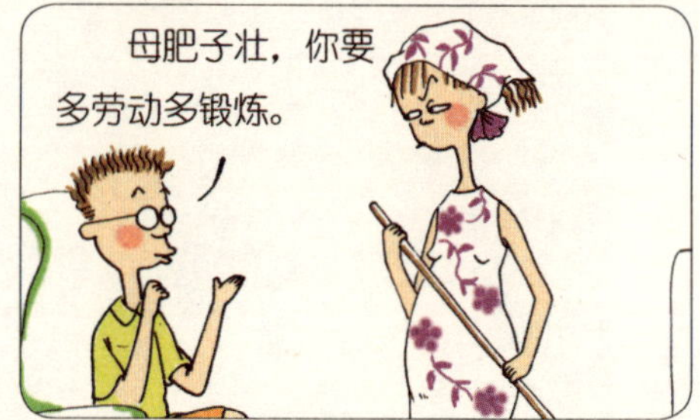

母肥子壮，你要
多劳动多锻炼。

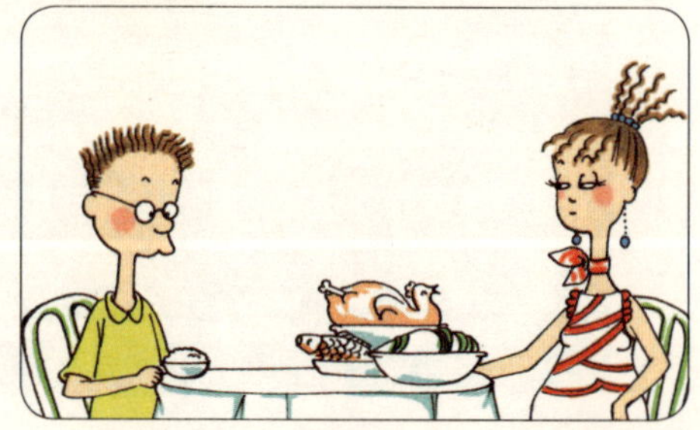

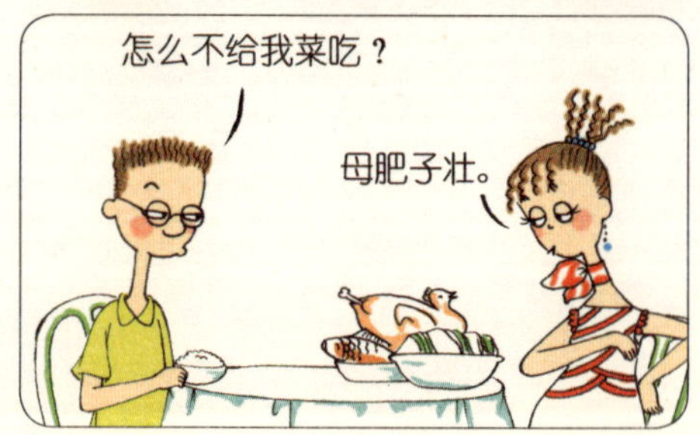

怎么不给我菜吃？
母肥子壮。

# 孕三月

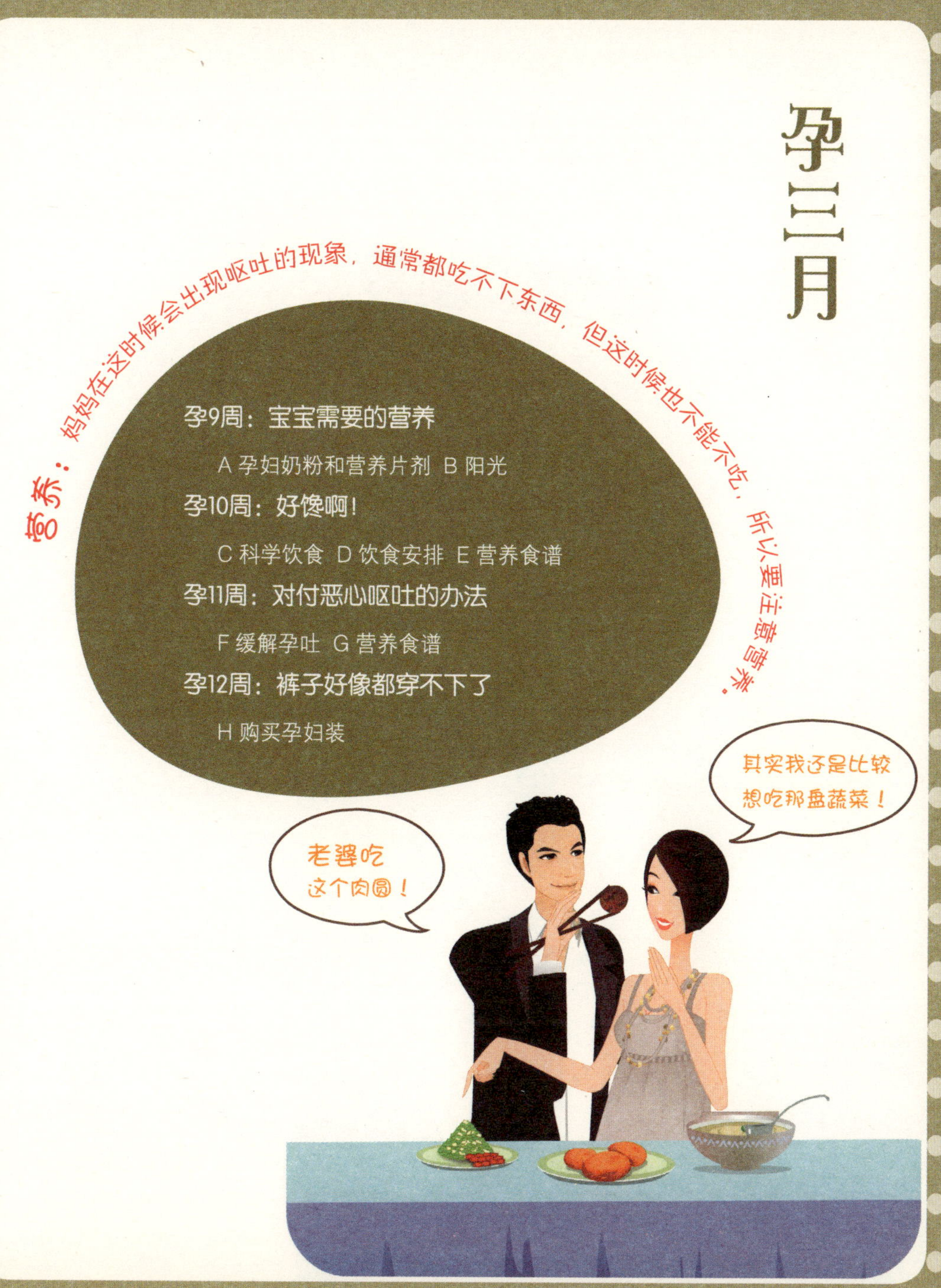
营养：妈妈在这时候会出现呕吐的现象，通常都吃不下东西，但这时候也不能不吃，所以要注意营养。
老婆吃
这个肉圆！
其实我还是比较
想吃那盘蔬菜！

## 睡吧，我的宝贝

马上就3个月了，这段日子反应有些强烈，身体里虽然风起云涌，但我的窗前，依然绿树成荫，碧草葱茏，鸟儿在枝头唱出婉转的曲子，清澈的河流一如既往地绕过静默的黄土，游鱼在荇藻中间流连。

我轻抚腹中的宝贝，多想能看到他（她）的眼睛，我猜想着他（她）的模样，像我像爸爸还是像朵茉莉花？每到寂静的夜晚来临的时候，我开始尝试聆听宝宝跃动的心跳。而一到温柔的梦中，仿佛能看到他（她）的明眸闪动，我亲爱的宝贝，你还不知道这世界有多么美妙。

睡吧，宝贝，在睡梦中慢慢长大。

一种充溢的幸福感，已能听到你的呼吸；一束期待的目光，似乎能把那冬雪融化。我多想看看宝宝的笑，亲吻他（她）的面容，把这温情一刻永远记忆在心底；我多想牵着宝宝的手，聆听他（她）的耳语，一同沐浴在阳光下……

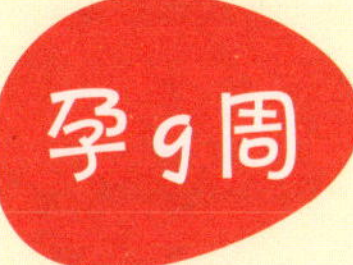

# 孕9周 宝宝需要的营养

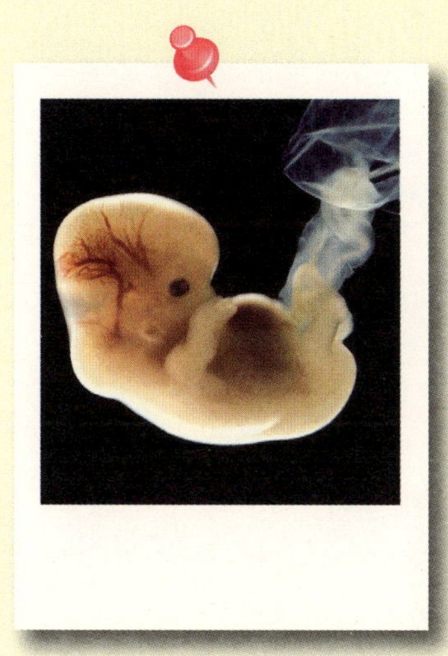

## ◎ 宝宝小样

胚胎期结束，胚胎可称为胎儿，长30毫米。胚胎期小尾巴消失，所有的器官、肌肉、神经开始工作。手腕处有弯曲，可以看见脚踝。

## A 孕妇奶粉和营养片剂

持续的妊娠反应让孕妈妈们食欲不佳，虽然此时不必担心腹中胎儿营养不良，但还是应及时补充营养，这时可服用孕妇奶粉和营养片剂予以补充。

### 孕妇奶粉

即便是膳食结构比较合理、平衡，但有些营养素只从膳食中摄取还是不能满足身体的需要，如叶酸、钙、铁、锌、维生素D等。而孕妇奶粉中几乎含有孕妇需要的所有营养素，基本上可以满足孕妇的营养需要。在孕前就开始喝孕妇奶粉，有利于受孕后的营养储备，提高体内营养素的水平，有利于受孕和怀孕。孕妇奶粉的营养成分优于鲜奶，可以为孕妇和胎儿提供充足的钙质，防止发生缺钙性疾病。孕妇奶粉每天最好喝两次，早晚各一次。

### 营养片剂

关于孕妇到底需不需要吃营养品的问题，应视孕妇的个人状况而定。事实上，某些营养素在胎儿发育时期是特别需要的，如果孕妇的健康状况良好并且饮食一向均衡，那么从饮食中获得的营养就已经足够。

但并不是所有孕妇都有条件在家里吃上营养丰富的一日三餐，尤其是都市白领，从简单的工作餐中很难获取所需的营养，因此可以通过营养片剂加以补充。

有的孕妈妈因为平日饮食不均衡，如有只吃素食等偏食习惯、“害喜”严重，患有疾病如缺铁性贫血、胎儿神经管缺损的高危险群、怀多胞胎的准妈妈等，为确保肚子里的胎宝宝能吸收到充足的营养，需要针对某种特定营养素做补充。

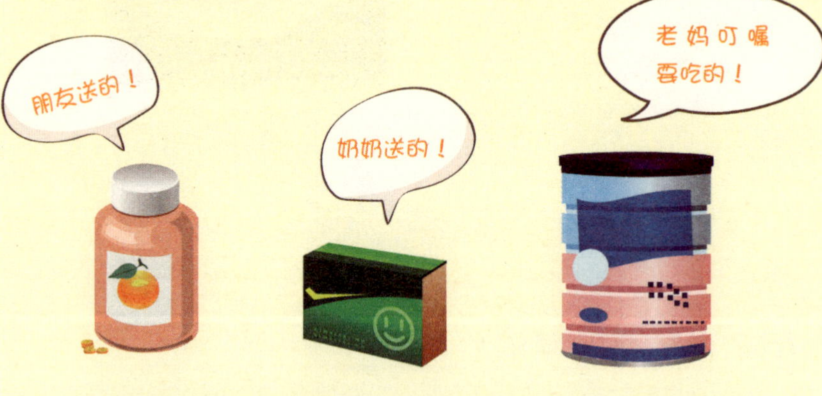


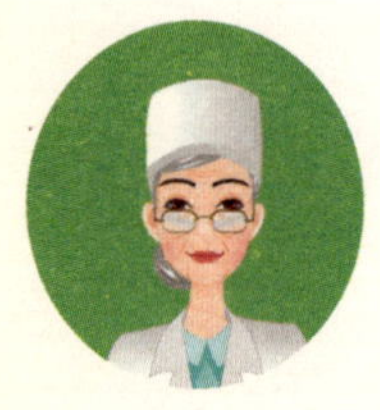

怀孕初期是胎儿发育的重要阶段，胎儿的五官、心脏及神经系统等方面在此时成形。应特别注意蛋白质、叶酸、铁质、锌、碘、钠及维生素A的摄取，除了可以帮助预防发生贫血的现象，还可以帮助胎儿神经系统得到良好发育。

## 13 阳光

朝九晚五坐办公室的孕妈妈们还要注意，阳光也是胎儿宝贵的营养。尤其在冬季，早出晚归的上班族很少能看到阳光，一定要利用午间休息的时间到户外晒晒太阳。

太阳不仅带来光和热，阳光中的紫外线还可促进人体皮肤中的脱氢胆固醇变成维生素D3，被人体吸收到血液中，保证胎儿骨骼和牙胚的正常发育。

由于腹内胎儿的生长发育以及母体自身的新陈代谢，孕妈妈需要比正常人更多的钙质。体内缺乏维生素D及钙会引起骨质代谢障碍，会使胎儿缺乏营养，发生先天性佝偻病。

此外，阳光中的紫外线具有很强的杀菌消毒作用，能杀灭皮肤和空气中的细菌。孕妇居室最好朝南，日间有充足的日照时间。

至于什么时候晒太阳，应根据季节、时间以及每个人的具体情况灵活掌握。假如是烈日炎炎的盛夏季节，就用不着专门去晒太阳，树荫里的散射阳光就足以满足需要了。

### 一天中最适合晒太阳的时间

根据我国的地理条件，一般来说，春秋季以每天9～16时，冬季以10～13时阳光中的紫外线最为充足，孕妇可选择在这段时间晒太阳。另外冬天常晒太阳还有利于防止孕妇情绪波动，杜绝冬季抑郁症的发生。

# 孕10周 好馋啊！

## ◎ 宝宝小样

顶臀长40毫米，体重约10克。胎儿像一个扁豆荚。耳朵的塑造工作已经完成，20个牙蕾正在牙龈中酝酿。眼皮黏合在一起，手指脚趾清晰可见，手臂更长，肘部弯曲。生殖器官已经在生长了。

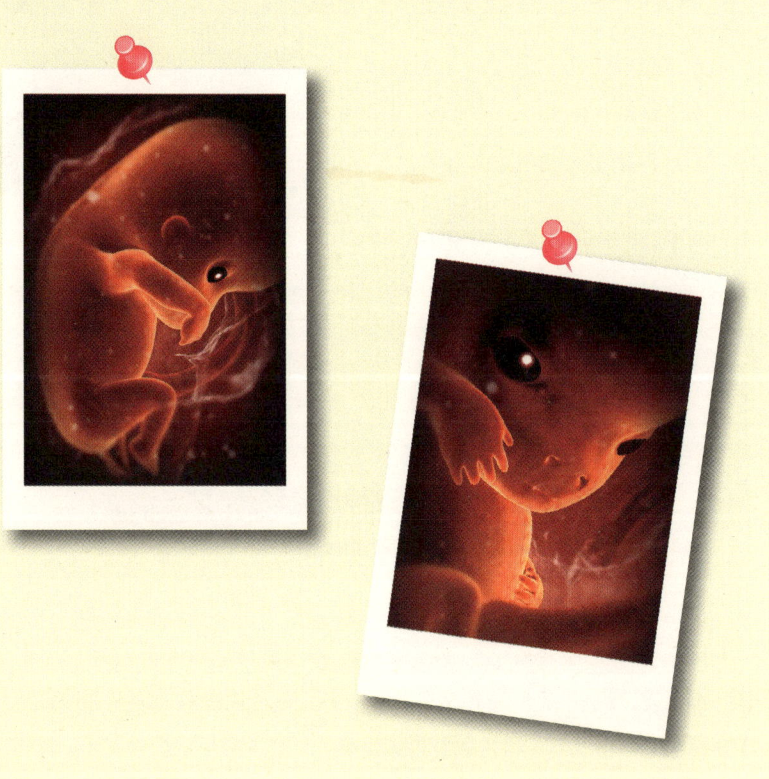

## 科学饮食

### 健康饮食指示

**首先，**要养成良好的饮食习惯。不同食物中所含的营养成分不同，含量也不等。因此应该尽量吃得杂一些，不偏食挑食，平衡碳水化合物、蛋白质、脂肪、维生素和矿物质等营养物质的摄入。

**其次，**在饮食中注意营养，特别是蛋白质、矿物质和维生素的摄入。除正餐之外，还要多吃水果。

**第三，**要避免食物污染，注重饮食卫生。选用新鲜天然的食品，避免食用含添加剂、色素、防腐剂的食品。蔬菜充分清洗，水果去皮。多饮用白开水，不喝咖啡、茶等刺激性饮品。炊具用铁制或不锈钢制品，避免铝元素、铅元素对人体造成伤害。

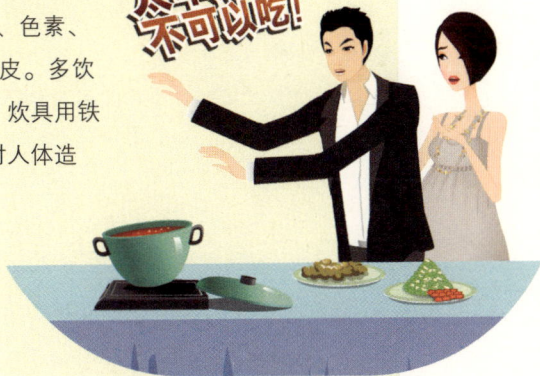

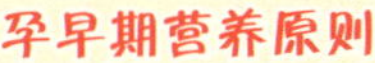

### 孕早期营养原则

1. 膳食以清淡、易消化吸收为宜。
2. 尽可能选择自己喜欢的食物。
3. 补充奶类、蛋类、豆类、坚果类食物，保证蛋白质的摄入量。
4. 适量摄入叶酸，叶酸关系到胎儿的神经系统发育。
5. 维生素的供给要充足。

### 富含叶酸的食物

天然食物中含有丰富的叶酸，各种绿色蔬菜（如菠菜、生菜、芦笋、莴苣、小白菜、花椰菜等）及动物肝肾、豆类、水果（香蕉、草莓、橙子、猕猴桃等）、奶制品等都富含叶酸。

## D 饮食安排

少食多餐，每天加两三次辅食。不能摄取热量过多的食物。这段时期，如进食的嗜好有所改变也不必忌讳，吃些酸的食物可增进食欲。

孕早期每天最低营养包括4两主食、40克以上蛋白质（1两瘦肉+2个鸡蛋），在此基础上配以优质蛋白，如牛奶、鸡、禽类和鱼肉等，忌食油腻食物。

### 孕妈一日所需

**热量**

一般女性一天所需热量为1800～2000大卡，怀孕前期每日须增加150大卡（2片吐司、1杯牛奶、3片苏打饼干）。

**维生素**

怀孕期间维生素的需要量应增加，维生素C含量较高的食物有番石榴、柑橘类。

**铁质**

铁质含量较高的食物有：蛋黄、肝、肉类（牛、猪、鸡、鱼等）。

**钠**

怀孕期间如发生有高血压或水肿现象，应限制钠的摄取量。含钠较高的食物有腌渍、卤制、罐头食品。

## E 营养食谱

**菜品：茄泥肉丸**

猪肉含有丰富的优质蛋白质和人体必需的脂肪酸，能改善缺铁性贫血，具有补肾养血、滋阴润燥的功效。茄子是为数不多的紫色蔬菜，两者搭配成为孕妇的绝佳养身菜谱。

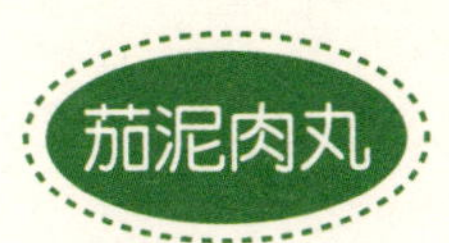

# 茄泥肉丸

工艺：碎屑料炸

主料：猪肉（肥瘦）250克，茄子500克。

调料：酱油30克，白酒10克，盐3克，胡椒粉3克，淀粉（豌豆）10克，大葱10克，姜5克，植物油50克，鸡蛋120克。

制作工艺：

1. 葱洗净拍碎，姜5片拍碎浸泡在一碗冷水中。

2. 猪肉绞碎放入大碗，加入酱油、酒、盐、胡椒粉及淀粉仔细拌匀。

3. 茄子洗净切条，隔水蒸约20分钟熟软取出，加入少许葱、姜汁水，捣成泥状，拌入肉泥中，同一方向搅拌至糊状。

4. 鸡蛋2只打在碗内调匀，将茄泥肉酱挤成小丸。

5. 烧热油锅，将茄泥肉丸蘸蛋液沾生粉下锅炸，先用中火，后改小火炸熟内部，起锅前，再用大火热脆外皮，捞起放于盘中即成。

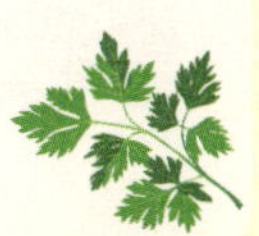

# 孕11周 对付恶心呕吐的办法

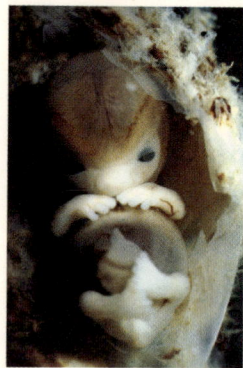

## ◎ 宝宝小样

顶臀长45～63毫米，体重14克。可以清晰看到脊柱轮廓，脊神经开始生长。眼皮内部，虹膜正开始发育，耳朵内部结构本周发育完全。胎儿开始做吸吮、吞咽的动作。手指甲和绒毛状的头发开始出现。肝脏、肾、肠、大脑以及呼吸器官完全形成并开始迅速生长。

## F 缓解孕吐

孕吐是大多数孕妈妈无法回避的妊娠反应，不过可以通过一些方法来缓解。

### 缓解孕吐的方法

#### 饮 食

少吃多餐，将一日三餐改为一日五餐。在床边放一些小零食，睡前和起床前吃一点，避免空腹；在餐前半小时或餐后半小时喝些饮料，如唾液分泌较多刺激呕吐，酸性饮料有助于减少唾液分泌，茶或甜的碳酸饮料有助于平息反胃的情况，还可以试试柠檬水；要多喝水，吸收足够的水分才能避免因呕吐造成的脱水；夏季可尝试用冷的食物代替热的；避免吃太油腻或辛辣的食物；常吃一些富含蛋白质的小吃（如低脂肉类、海鲜、坚果、鸡蛋以及豆类）。

## 气　味

远离有异味的场所，如加油站、垃圾场和空气混浊的公众场合，远离厨房油烟和烹饪的气味。

## 日常行为

起床或站起来时动作要慢，饭后不要马上躺下。疲惫会加剧孕吐，因此要多注意休息，最好能在中午小睡片刻。保持室内的空气清新，多到户外散散步，减缓走路的速度；避免待在温度过高的地方；保持心境平和，不要太紧张、焦虑。

## 食　物

生姜：生姜可以帮助缓解孕吐症状。可以自己制作姜茶：切两片硬币大小的生姜，用开水浸泡5～10分钟。取出生姜，加入红糖、蜂蜜或柠檬，热饮。

水：大量的水分会降低血液中激素的浓度，减轻身体的不适。

苹果：早起吃一个苹果，对缓解恶心和呕吐很有帮助。而且有助于保持肠道畅通，预防便秘。

黄瓜：黄瓜的清香可以缓解恶心和呕吐。

蜂蜜：起床前，将一勺蜂蜜含在嘴里，可以帮助身体吸收一部分血糖，使血糖浓度不至于过低。

薄荷糖：缓解口腔黏稠的唾液。

## 营养食谱

### 陈皮卤牛肉

瘦肉类食物含有丰富的B族维生素，可减轻孕早期的呕吐症状，还可减轻精神疲劳等不适。姜和陈皮也有助于减轻恶心感。

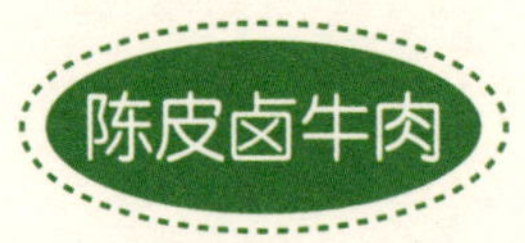


**原料：**

瘦牛肉、酱油、陈皮、葱、姜、糖、酱油、水（两大匙）。

**制作工艺：**

把陈皮用水泡软，葱洗净切段；牛肉洗净切成薄片，加酱油拌匀，腌10分钟；将腌好的牛肉一片一片放到热油里炸；陈皮、葱、姜先爆香，然后加入酱油、糖、水和牛肉翻炒；牛肉取出，放入拌好的卤料（陈皮、葱、姜、酱油、糖，炖至卤汁），即可食用。

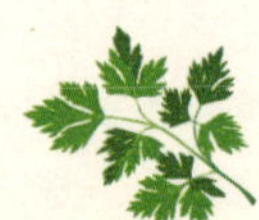

### 姜汁牛奶

牛奶中含有丰富的蛋白质、维生素及钙、钾、镁等矿物质，可防止皮肤干燥、暗沉，使皮肤白皙，有光泽，还能给身体补充丰富的钙质。牛奶味甘、性平，具有补虚损、益肺胃、生津润肠之功效。

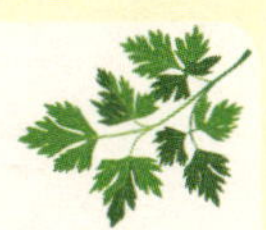

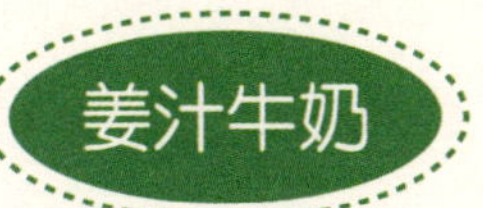
姜汁牛奶

## 姜汁牛奶

**原料**：牛奶200克，姜汁10克。

**调料**：白砂糖20克。

**制作工艺：**

将鲜牛奶、生姜汁、白糖搅拌均匀，煮沸。

**食用方法：**

温热服，每日两次。

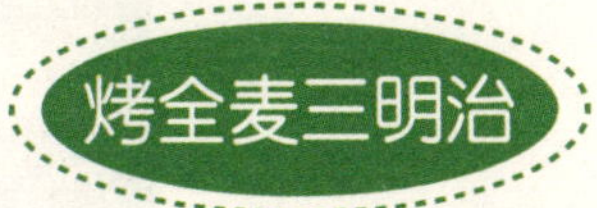
烤全麦三明治

## 烤全麦三明治

**原料：**

全麦面包1个，芝士粉、葡萄干、杏仁片、核桃、樱桃、葡萄酱等适量。

**制作工艺：**

把全麦面包放在烤箱里稍烤一下，取出切成4小块；先在表面上抹上一层葡萄酱，然后把葡萄干、核桃、杏仁片和樱桃放在上面，再撒上芝士粉。

**食谱营养：**

葡萄干、核桃及烤过的吐司都有止吐作用，芝士粉中富含的B族维生素可减轻烦躁情绪，缓解孕吐。

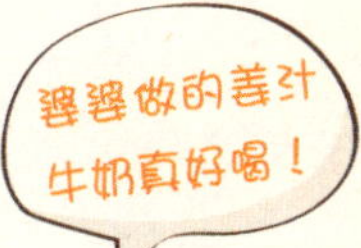
婆婆做的姜汁
牛奶真好喝！

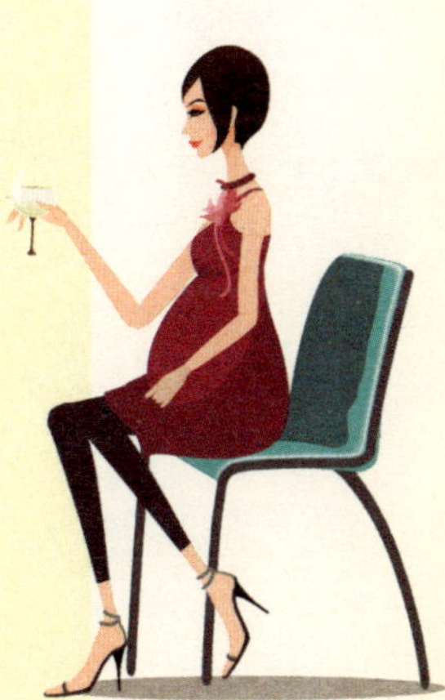

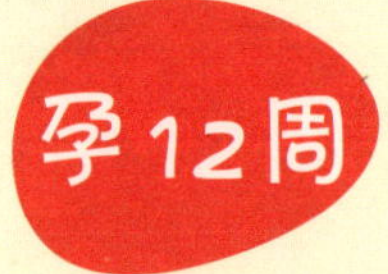


# 孕12周 裤子好像都穿不下了

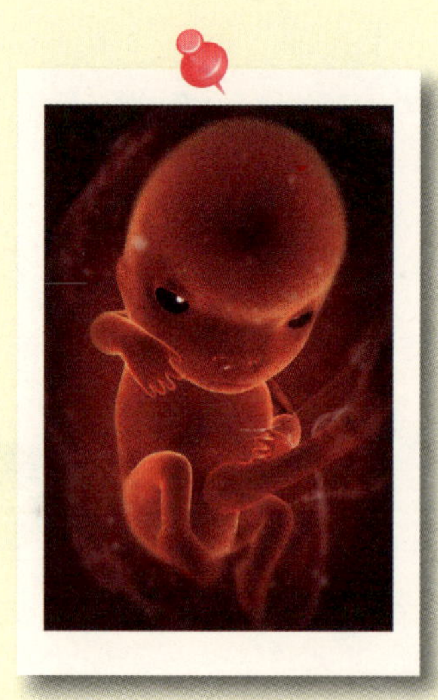

## ◎ 宝宝小样

顶臀长61毫米，体重约15～19克。手指和脚趾完全分开，骨骼开始变得坚硬，出现关节雏形。大脑体积占身体的一半。

## H 购买孕妇装

宝宝在一天天长大，准妈妈的腹部日渐隆起，应该买几件孕妇装了。

无论是内衣还是外出服，天然面料的孕妇装是最好的选择。孕期皮肤比较敏感，经常接触人造纤维容易发生皮肤过敏。最好选择纯棉麻或羊毛的面料，透气性好并且吸汗。秋冬季的外衣因为不会贴身穿，可以购买时尚靓丽、垂感好的化纤时装，但化纤面料易产生静电，还是全毛或毛涤混纺的更适合孕妈妈。

## 如何购买孕妇服装

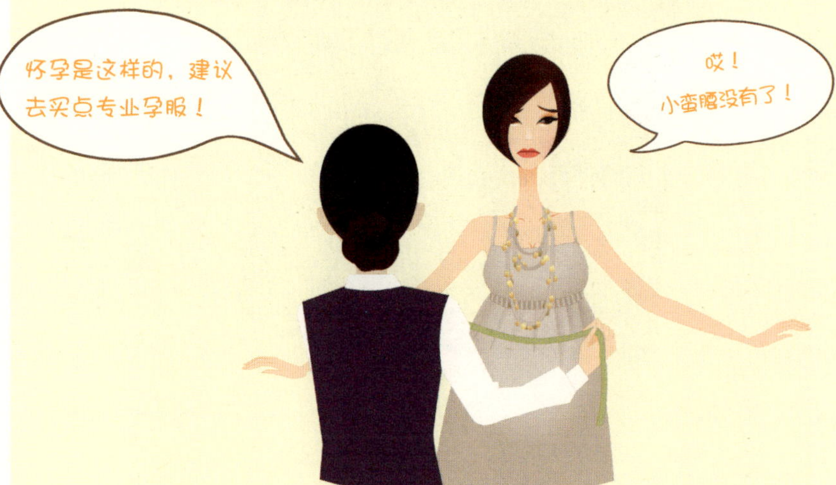
怀孕是这样的，建议
去买点专业孕服！
哎！
小蛮腰没有了！

### 内衣

贴身内衣一定要选全棉或真丝，款式要宽松适宜。春夏季选择吊带式或背心式内衣，秋冬季的卫生衣和保暖内衣要注意腰腹部的尺寸，不能紧绷腹部。

### 胸罩

孕期乳房逐渐变大，为防止乳房下垂，应选择大小合适、罩窝较深、底部带硬托支撑、可调整背扣的胸罩，肩带要比普通胸罩宽一点，以防肩背肌肉有紧绷感。怀孕后期可以选择哺乳型胸罩，为产后哺乳做准备，同时为乳垫留出足够的空间。

### 内裤

即使是怀孕初期，也不要选择三角紧身内裤和有收腹功能的内裤，以及腰部大腿根相对较紧的内裤。可选择低腰迷你内裤或高腰的大内裤，还有一种带调节肚围松紧功能的内裤可以穿更长的时间。底档需要有加层棉布设计，既透气又可吸收阴道分泌物。每天都要更换内裤，并及时清洗晒干，防止细菌滋生。

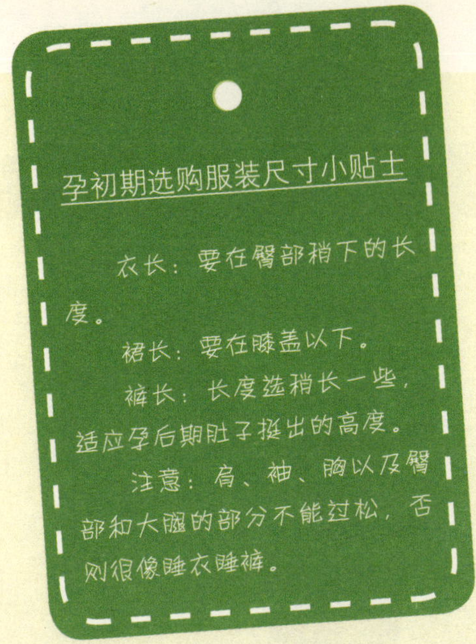


外衣

上衣下裤的搭配便于活动穿脱，适合白领孕妇。

上衣

通常上衣都是A字宽松造型，能修饰怀孕后体型的变化，而时下孕妇装新的流行风潮是合体精致的服装造型。合体造型的服装使怀孕女性更加优雅、自信、干练。

裤子

与普通裤子的区别在于腰部。款式设计前高后低，腹部面料大多采用伸缩性很强的平纹针织布和罗纹针织布，分前片设计和整圈设计，能根据腹围大小贴合身体。腰部上口内里通常都有可调节长短的松紧带设计，利用率高。

背带裤

背带裤没有裤腰，流行设计元素的添加，是喜欢休闲风格的准妈妈们非常愿意选购的款式。不过背带裤穿脱不太方便，尤其在冬天，对于需要经常上洗手间的准妈妈来说是很麻烦的。

裙子

背心式连衣裙对腹部不会产生任何压力，一年四季都可穿着，是穿着率最高的孕妇服饰。

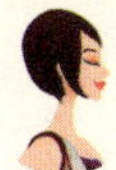

# 麻辣孕妈

## 我要吃月亮

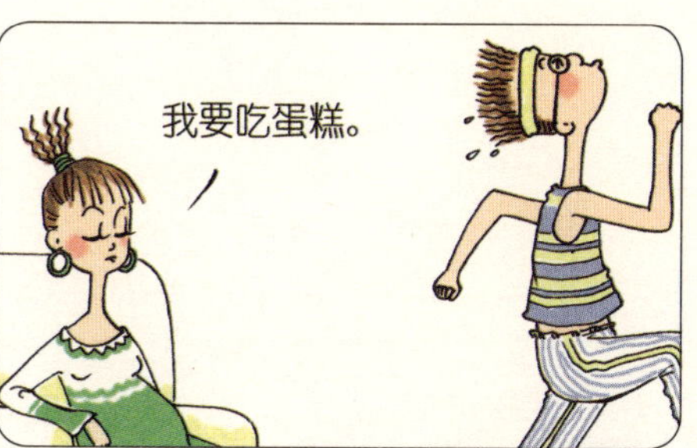
我要吃蛋糕。

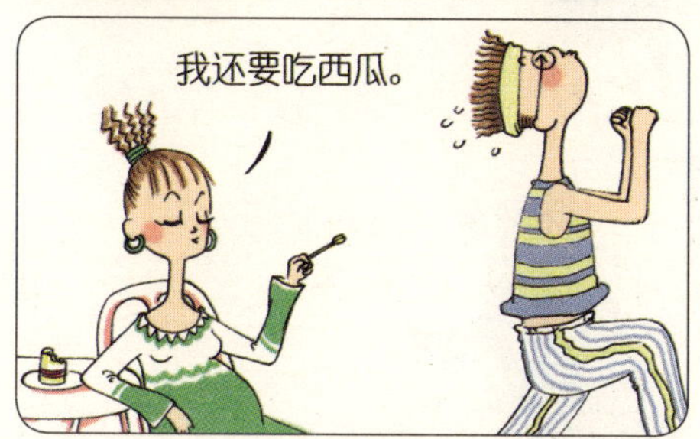
我还要吃西瓜。

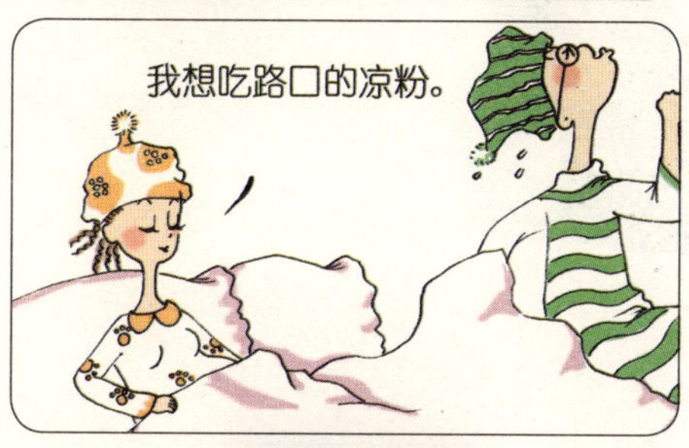
我想吃路口的凉粉。

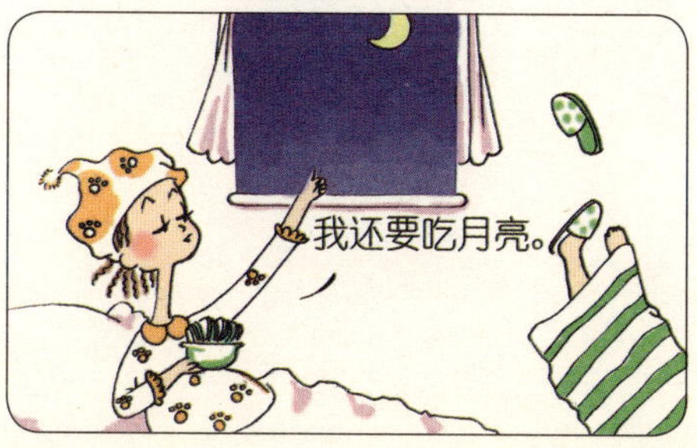
我还要吃月亮。

## 骗小孩

再吃个苹果。

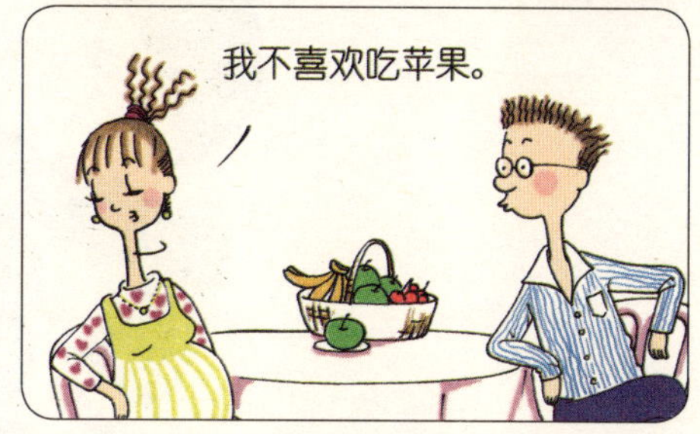
我不喜欢吃苹果。

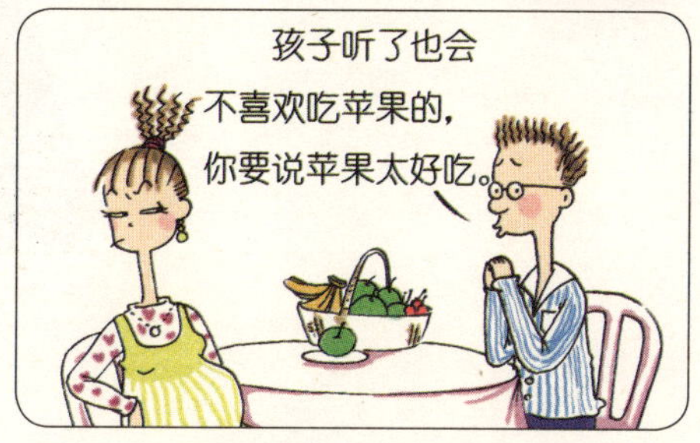
孩子听了也会
不喜欢吃苹果的，
你要说苹果太好吃。

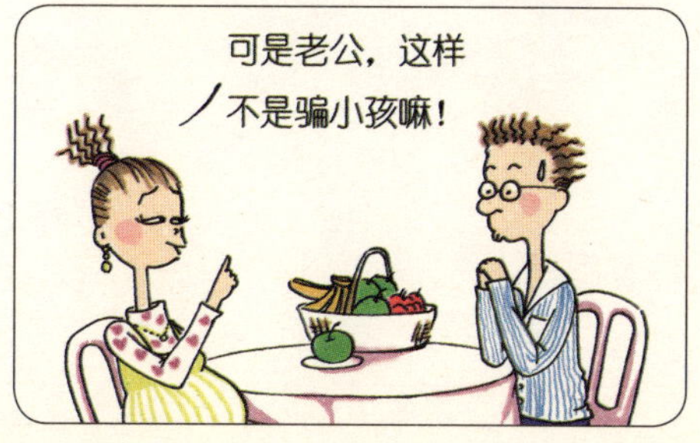
可是老公，这样
不是骗小孩嘛！

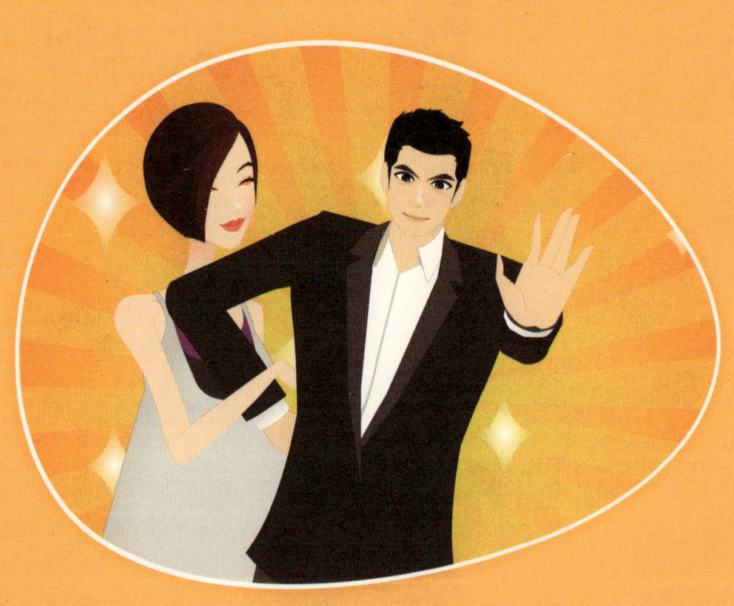

# 孕四月

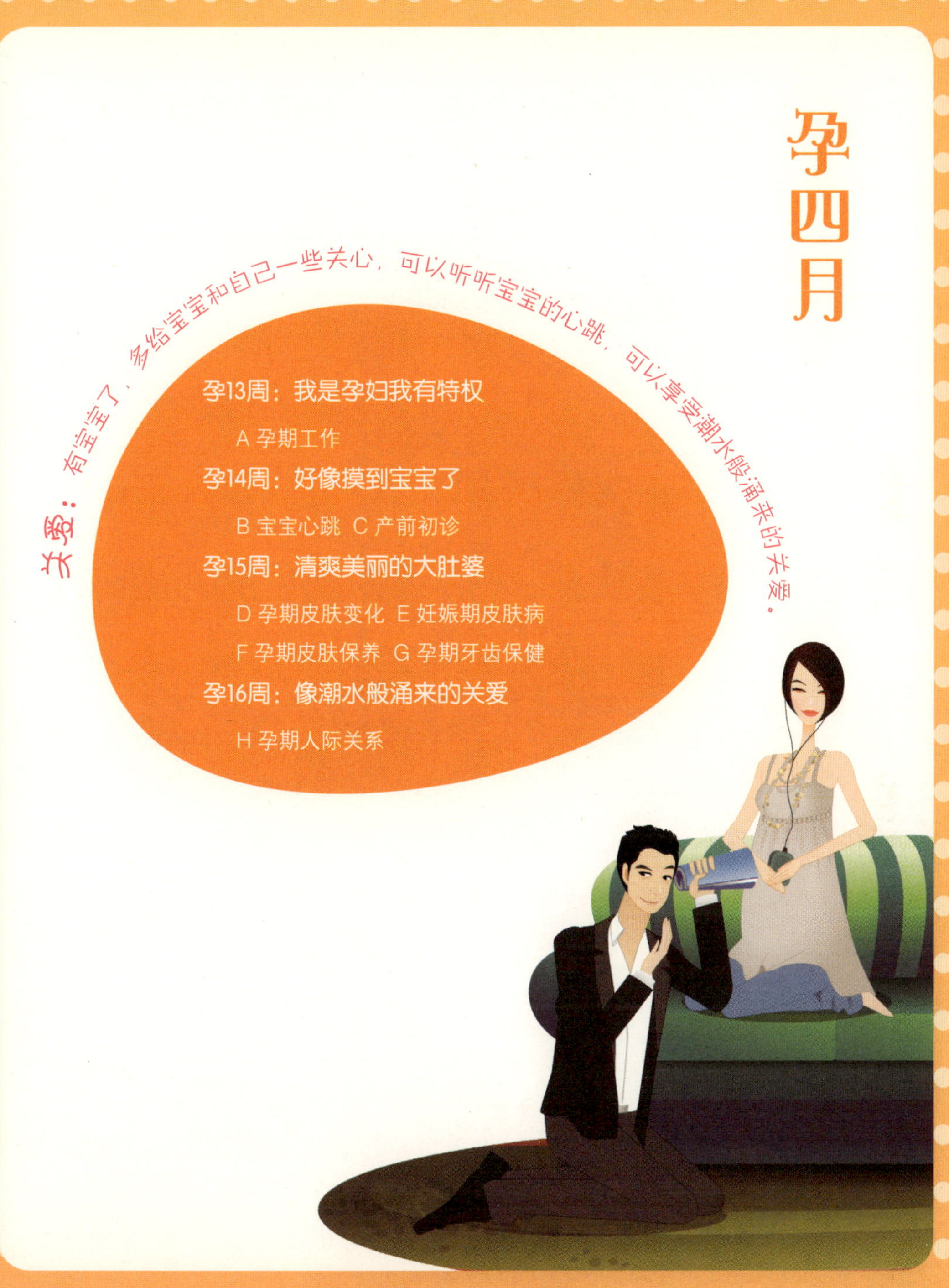

关爱：有宝宝了，多给宝宝和自己一些关心，可以听听宝宝的心跳，可以享受潮水般涌来的关爱。

## 宝宝的心跳

这月的定期产检，又逢一个阳光明媚的日子，宝宝爸爸陪我去医院看看宝宝有啥新变化。

医生把胎心仪放在我肚子上慢慢地移动，刚开始是沙沙声，当靠近宝宝心脏的位置时，我马上听到了宝宝强有力“咚咚咚”的心跳声，很像万马奔腾在山谷。宝宝的心跳是151次/分钟！第一次听到这么清晰的声音，我差点就要哭出来。让我开始真实地感觉到了身体里孕育着一个小生命。他或她，有着自己的心跳！我和宝宝的爸爸商量着把胎心录下来，等宝宝以后长大了，我们放给他（她）听。听听，这是妈妈爸爸听到的，你最初的呼唤。

# 孕13周 我是孕妇我有特权

## ◎ 宝宝小样

顶臀长65～75毫米，体重增至20克。胎儿具备一些自主反射能力。神经网络正在完善，双眼向脸部中央靠近，嘴唇能够张合。最初的骨骼结构开始出现，肋骨能够分辨。

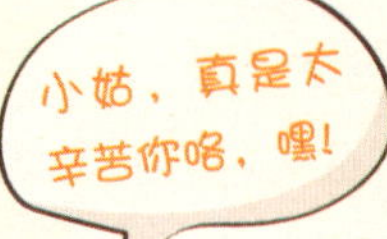

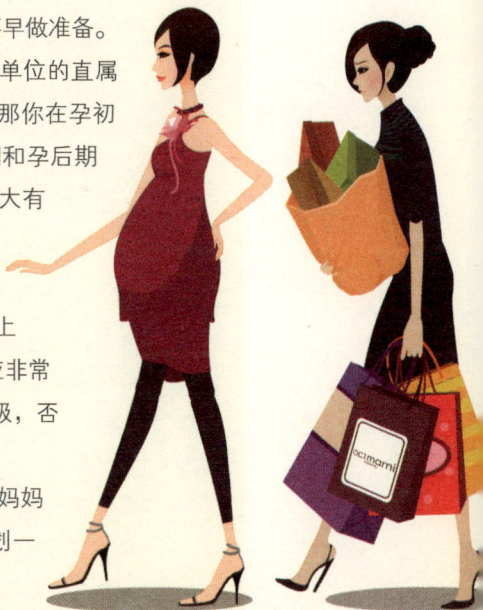

## A 孕期工作

如何在孕期兼顾事业发展和胎儿以及自身的健康，是每一个白领准妈妈关心的事情，想做一个快乐的怀孕上班族，需要早做准备。

一旦确诊怀孕，就该开始规划选择适当的时机告诉单位的直属主管。如果对方是位男性或者是没有生育经验的女性，那你在孕初期的工作表现将是赢取上级信任的重要时期，在孕中期和孕后期才能争取到他们更多的支持和帮助，对产后重新就职也大有益处。

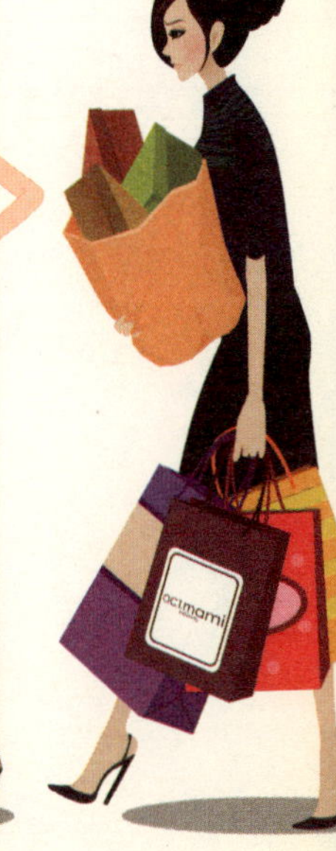

虽然大多数人很可能在一怀孕后就迫不及待想和周围的人一同分享自己的喜悦，但在职场中，告知同事和上级的时间也许在孕 3 月更为合适，当然如果你的妊娠反应非常强烈已经影响到工作绩效，那一定要及早告诉同事和上级，否则也许会让大家误会你懈怠工作，缺乏团队合作精神。

尽管休产假是法律赋予妇女的基本权利，但白领孕妈妈们在行使这些权利前仍然需要多加考虑，所以提前规划一份产假工作计划是很有必要的。

## 产假相关法律规定

### 产假时间

《女职工劳动保护规定》第8条第1款规定："女职工产假为90天，其中产前休假15天。难产的，增加产假15天。多胞胎生育的，每多生育一个婴儿，增加产假15天。"

### 上班期间哺乳假

《女职工劳动保护规定》第9条规定："有不满1周岁婴儿的女职工，其所在单位应当在每班劳动时间内给予其两次哺乳（含人工喂养）时间，每次30分钟。多胞胎生育的，每多哺乳一个婴儿，每次哺乳时间增加30分钟。女职工每班劳动时间内的两次哺乳时间，可合并使用。哺乳时间和在本单位内哺乳往返途中时间，算作劳动时间。"

### 丈夫休护理假

大多数省份《人口与计划生育管理条例》中都规定了晚育者丈夫休护理假的时间，一般在7～10天左右。

### 晚育者产假

《中华人民共和国人口与计划生育法》第25条规定："公民晚婚晚育，可以获得延长婚假、生育假的奖励或者其他福利待遇。"各地规定不一，具体参照所在省份的《人口与计划生育管理条例》。

### 怀孕期间工作安排

《女职工劳动保护规定》第7条规定："女职工在怀孕期间，所在单位不得安排其从事国家规定的第三级体力劳动强度的劳动和孕期禁忌从事的劳动，不得在正常劳动日以外延长劳动时间。对不能胜任原劳动的，应当根据医务部门的证明，予以减轻劳动量或者安排其他劳动。怀孕7个月以上(含7个月)的女职工，一般不得安排其从事夜班劳动，在劳动时间内应当安排一定的休息时间。"

### 产前检查

《女职工劳动保护规定》第7条第3款规定："怀孕的女职工，在劳动时间内进行产前检查，应当算作劳动时间。"单位不应当以此为理由扣发工资。

# 孕14周 好像摸到宝宝了

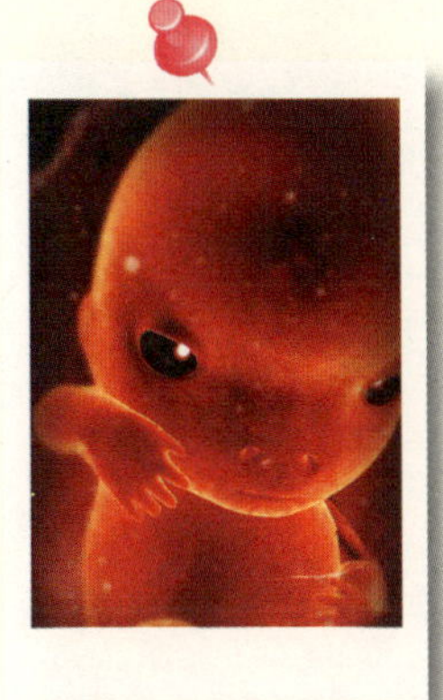

## ◎ 宝宝小样

身长75～100毫米，体重28克。脖颈伸长，面颊和鼻梁已经出现。外生殖器发育更加明显，很容易能看到性别。如果是女孩，她的卵巢现在已有200万个小卵子。

## 宝宝心跳

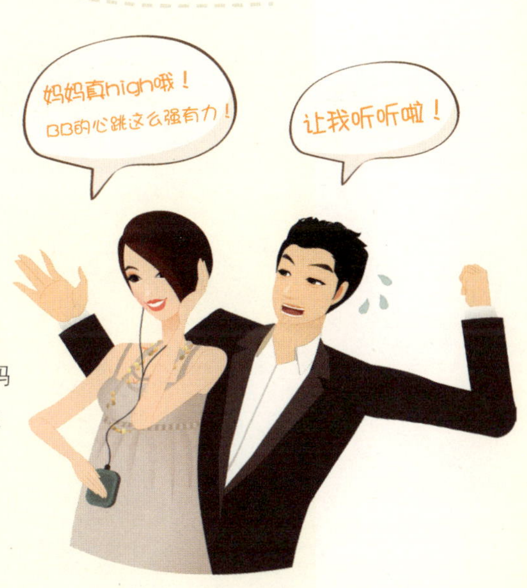

妈妈真high哦！
BB的心跳这么强有力！
让我听听啦！

孕12周，在第一次初诊时，将听到世界上最神奇美妙的声音——胎心音。

胎心音是胎儿在子宫内心脏跳动的声音，音色清脆，节律整齐，很像钟表的嘀嗒声，医生通过多普勒超声波仪器听胎心来了解胎儿正常与否。通常，胎儿的心跳速度比妈妈要快上一倍。当耳边传来像万马奔腾般的心跳声，也许你会非常惊讶，其实这是因为仪器放大了宝宝的心跳声，以便让你听得更清楚一些。

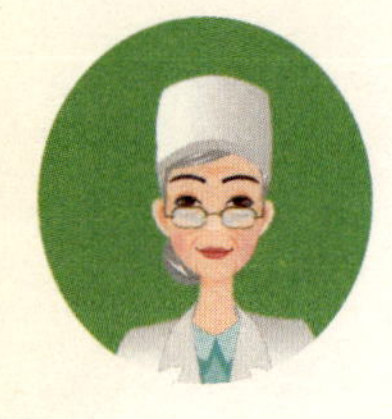

胎心音在胎儿的背部听最清晰，一般在孕妇脐部周围附近约7厘米的地方。正常胎心跳动为每分钟160～170次，听上去应当是规则的、无间隙的。如每分钟胎心跳动超过160次，或少于120次，或心跳不规则，时快时慢，跳跳停停，中间有间隙等均属不正常，应及时到医院检查。

## 产前初诊

孕妈妈们要到地段医院早孕门诊建立孕产妇保健手册，并进行初查。初查后可领到居住城市妇女保健所印制的孕产妇保健手册，凭保健手册选择适合的医院建卡，开始一系列的产前检查。

### 产检项目

- ◎ 量身高
- ◎ 测体重
- ◎ 量血压
- ◎ 询问病史
- ◎ 听胎心音
- ◎ 测量宫高腹围
- ◎ 血常规检查
- ◎ 尿常规检查
- ◎ 肝功能、肾功能检查
- ◎ 检测艾滋病毒抗体
- ◎ 骨盆测量
- ◎ 检查乙肝五项
- ◎ 检查丙肝病毒
- ◎ 唐氏筛查
- ◎ 风疹病毒、弓形虫、巨细胞病毒、单纯疱疹病毒知情选择
- ◎ 做B超
- ◎ 心电图

**量身高**

整个孕期只测一次。医生将通过身高和体重的比例来估算你的体重是否过重或过轻，以及盆骨大小。

**测体重**

每次检查均需测量。通过体重可以间接检测胎儿的成长。

**量血压**

每次检查必测。血压高是妊娠期高血压疾病表现之一，它将影响孕妇和胎儿安危。不应超过140毫米汞柱。

**询问病史**

医生会详细询问准妈妈以前得过哪些病，家属得过哪些病，还有月经史、婚姻史、生育史。

**听胎心音**

听到胎心音表明腹中的胎儿为活胎，医生听到胎心的跳动后才会开出一系列化验单。正常范围：每分钟120~160次。

**测量宫高腹围**

测量宫高及腹围，评估胎儿宫内发育情况，同时根据宫高画妊娠图曲线以了解胎儿宫内发育情况，是否发育迟缓或巨大儿。

**血常规检查**

检查血色素，判断准妈妈是否贫血，正常值应在110g/L以上。因为贫血孕妇的抵抗力下降。即使轻度或中度贫血，孕妇在妊娠期和分娩期的风险都会增加，易发早产、胎儿发育不良或严重的妊娠并发症，致使贫血孕妇的围产儿死亡率显著增加。

检查血型，以备生产时输血。如果爸爸为A型、B型或AB型血，妈妈为O型血，生出的小宝宝有ABO 血型不合的可能。

**尿常规检查**

每次都要检测。检查尿液中是否有蛋白、糖及酮体，镜检红细胞和白细胞，尤其是蛋白的检测，可提示有无妊娠期高血压等疾病的出现。

**肝功能、肾功能检查**

准妈妈有无肝炎、肾炎等疾病，怀孕时肝脏、肾脏的负担加重，如肝、肾功能不正常，怀孕会加重病情。

### 检查丙肝（HCV）病毒

检查准妈妈是否感染丙型肝炎病毒，丙肝病毒也可通过胎盘传染给胎儿。正常为阴性。

### 检查乙肝五项

检查是否感染乙肝病毒。

### 检测艾滋病毒（HIV）抗体

检查妈妈是否感染了艾滋病，母婴传染是艾滋病的主要传播途径之一。正常值为阴性。

### 唐氏筛查

唐氏筛查是用于产前筛查小三体综合征的一种方法。如唐氏筛查高危，应做羊水穿刺以确诊胎儿染色体是否正常。

### 查风疹病毒、弓形虫、巨细胞病毒、单纯疱疹病毒

唐氏筛查是用于产前筛查小三体综合征的一种方法。如唐氏筛查高危，应做羊水穿刺以确诊胎儿染色体是否正常。

### 做B超

B超检查可以看到胎儿的躯体，胎心跳动，胎头及胎盘。可检测胎儿是否存活，是否为多胎等。

### 心电图

排除心脏疾病，以确认准妈妈是否能承受分娩，如心电图异常，应进一步检查。

## 产前检查的时间

为了使孕妇的身体得到系统而周密的保护，每位孕妇应当固定在一个医疗单位进行孕检。从早孕确诊、产前检查、分娩到产后随诊，都应在一个医疗单位进行。妊娠的确诊越早越好，使孕妇及家人都能及早注意一些问题。

孕4月做第一次复查，孕5～7月每月检查一次，孕8～9月每半个月检查一次，9月后每周检查一次，发现异常情况，孕妇还要随时就诊。是否需要

做产前诊断，是否为“高危妊娠”，应听从医生嘱咐。如属“高危妊娠”，孕妇应按医生的吩咐接受严密监护，必要时住院监护及治疗。一般在32周时，由有经验的医生对妊娠过程进行评价，同时做骨盆测量。在36周时，医生可通过检查，对分娩状况做审慎预计，然后为孕妇提供最佳的分娩方式。

为了您和宝宝的健康，应当遵从医嘱，定期进行产前检查。

## 第一次摸到宝宝

胎宝宝在妈妈的肚子里一天天长大，妈妈很想和宝宝开始交流对话，其实胎宝宝也很需要妈妈的关爱。

现代医学证实，胎儿确有接受教育的潜在可能，主要是通过中枢神经系统与感觉器官来实现的。科学地、适度地给予早期人为干预，可以使胎儿各感觉器官在众多的良性信号刺激下，各项功能发育得更加完善，同时还能对胎儿心理起到积极作用，为出生后的早期教育奠定下良好基础。

从怀孕14周起，每天可以用声音刺激胎儿的听觉器官的神经功能。每日1~2次，每次15~20分钟。一般在晚上临睡前比较合适，轻柔的音乐和妈妈随意舒缓的话语，透过腹壁，传到胎宝宝的耳朵里。胎宝宝闭着眼睛，聆听着妈妈温柔的声音，渐渐睡着。

胎宝宝虽然还很小，但他（她）已经在期待父母的爱抚了。胎儿感受到母亲双手轻轻地抚摩之后，会引起一定的条件反射，从而激发胎儿活动的积极性，形成良好的触觉刺激，通过反射性躯体蠕动，以促进大脑功能的协调发育。

# 孕15周　清爽美丽的大肚婆

## ◎ 宝宝小样

顶臀长10.4～11.4厘米，体重约为50克。骨骼正在迅速增长，手腕和肘关节活动更加灵活。皮肤上覆盖了一层胎毛。脸上长出了眉毛，头发在继续生长。面部能产生一系列的表情。

## 孕期皮肤变化

到了孕中期，大多数孕妈妈的皮肤都会或多或少发生一些变化。皮肤发生变化仍然是由于体内激素的原因，不过皮肤的变化在产后不久就会逐渐恢复，只有妊娠纹消退比较困难。所以对暂时出现的皮肤问题，爱美的JJMM们不必太在意，把它看做化蝶前的成蛹阶段，相信自己产后会更具成熟韵味。

### 面色红润

怀孕时血流量增加，因此脸庞会比平时更加红润，同时由于皮脂腺会分泌更多的油脂，所以看上去比平常要容光焕发。

### 青春痘

在油脂分泌较多的区域，会长出让人烦恼的青春痘。可是此时皮肤比较敏感，所以千万不要去硬挤，更不能用药膏涂抹，用温和的洗面乳勤洗脸控油即可。

### 褐斑

也许某一天早上醒来，你会发现脸上长了几颗黄褐色的雀斑。并不是所有人都会长妊娠褐斑。

### 腹中线黑纹

很多女性在怀孕前，在肚脐到耻骨之间，有一条不显眼的白纹，到了孕中期，这条白纹会成为一条清晰可见的黑纹，这条黑纹还可能会向肚脐上方延伸。产后几个月内，这条黑纹会褪色消失。

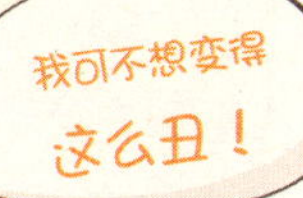


### 黑色部位颜色加深

原来有雀斑或黑痣的，到了孕中期，颜色会加深，甚至会长出新的雀斑或黑斑。同样，乳头的颜色也会逐渐加深，而且再也不会恢复到怀孕前的颜色了。

### 痱子

在夏天度过孕期的孕妈妈会遇到恼人的痱子，因为体温高于常人，皮肤新陈代谢也较快，大量出汗使得皮肤潮湿敏感，容易生痱子。尤其在乳房下缘、腹部皱褶部位，还有大腿内侧。

### 皮肤瘙痒

在冬天度过孕期的孕妈妈们会遇到皮肤瘙痒的困扰，较容易发生皮肤瘙痒的部位有腹部、臀和大小腿内侧。

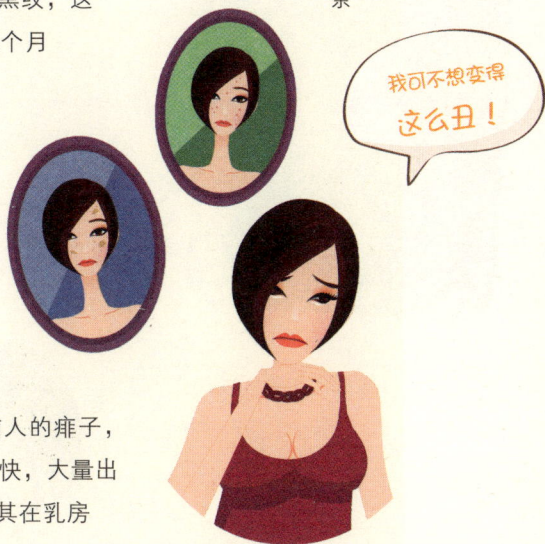

## E 妊娠期皮肤病

### 妊娠痒疹

表现为全身出现多数小结或丘疹，伴剧痒，夜间尤甚。一般于产后3周内自行消退，遗有暂时性色素沉着。

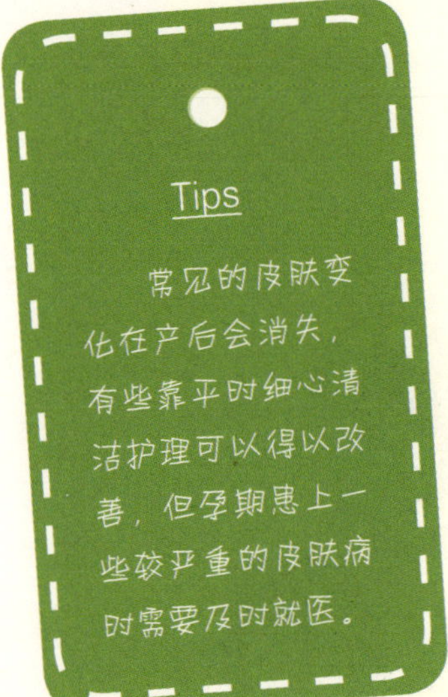
Tips
常见的皮肤变化在产后会消失，有些靠平时细心清洁护理可以得以改善，但孕期患上一些较严重的皮肤病时需要及时就医。

### 妊娠疱疹

通常发生于妊娠3～6个月时，开始有全身不适、发热、皮肤发痒等症状，数天后可出现红斑、丘疹、水泡等损害，往往聚集成群，呈环状排列。泡破后结痂，愈后留下色素沉着。

### 疱疹样脓包病

常发生于妊娠期及产褥期孕妇，是一种少见的急性危重皮肤病。开始时出现成群的小脓包长在成片的红斑上，然后脓包陆续出现，常排列成环形，脓包干涸后结痂，但其边缘可有新脓包发生，严重者可波及全身。患此种严重皮肤病的孕妇很可能会发生流产、死胎或婴儿出生数日后死亡的现象。

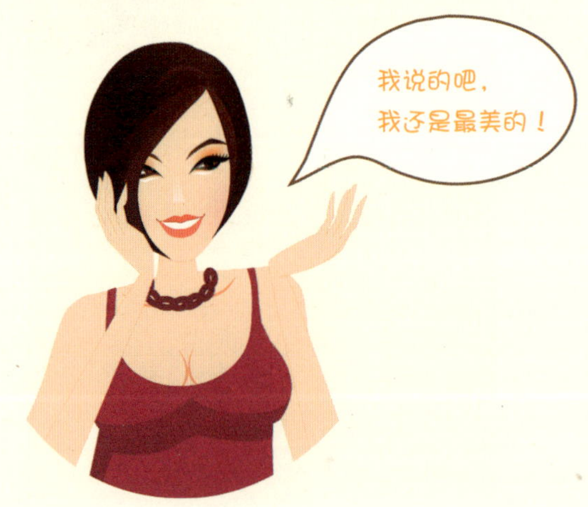
我说的吧，
我还是最美的！

## F 孕期皮肤保养

为了健康舒适地度过孕期，防止皮肤病的发生，孕妈妈们要比平时花更多的时间照料自己的皮肤。无论是护肤手法还是护肤产品，都要谨慎小心。

### 避免长时间日晒

1. 夏天进行户外活动时要待在阴凉的地方。
2. 戴一顶能将整张脸遮住的宽沿太阳帽。
3. 避开紫外线最强烈的时间段（上午11点到下午3点）。
4. 选择抗紫外线系数15以上的防晒油。
5. 不要使用含香精或酒精成分的保养品。

### 滋养肌肤

维生素C与维生素B6是皮肤再生重建最重要的营养素，因此在日常饮食中要注意摄取。

使用不含香精、从天然植物中萃取精华提炼的保湿乳液，早晚洗脸后使用，以小面积画圈的方式轻轻按摩脸部促进脸部肌肤更好地吸收乳液。不要使用油性的乳液或磨砂膏，这些会刺激敏感的肌肤。

### 皮肤保湿

多喝水，空调室内用空气加湿器、肌肤保湿喷雾。

### 日常穿着

选择款式宽松、面料天然质地的服饰，避免穿透气吸湿性差的化纤服装，让皮肤能自由的呼吸，避免穿紧绷肌肉的裤袜。夏天可以在胸部洒一点爽身粉再戴胸罩。

### 化妆

尽量少化妆，尤其是浓妆。必须化妆的社交场合，一定要选择高品质、带有保湿成分的化妆产品。回家后要及时彻底卸妆，用美容加湿器蒸脸，放大毛孔，彻底清洁化妆品残余成分。

### 洗澡

洗澡水温以27℃至37℃之间为宜，沐浴时间以15分钟为宜。夏季要每天洗澡，秋冬季可隔天洗澡。选择具有保湿成分的香皂，沐浴擦干后使用保湿乳液滋养肌肤。

洗澡时要特别注意安全,地面上最好铺上防滑垫，浴室门不要反锁紧闭，关照家人注意浴室动静。

妊娠期间阴道分泌物增多，不洗澡的话要清洁外阴，更换干净内裤。

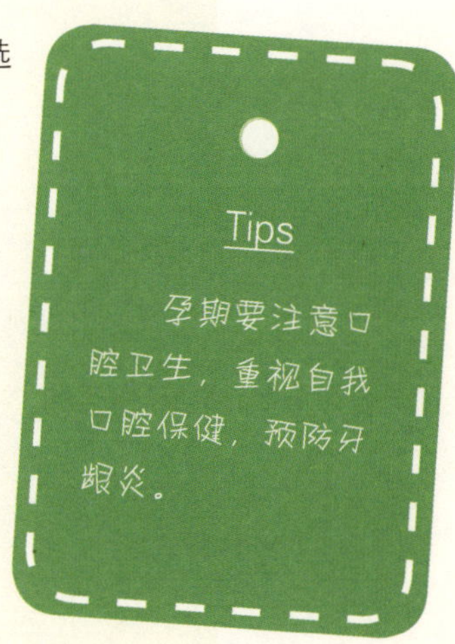

Tips
孕期要注意口腔卫生，重视自我口腔保健，预防牙龈炎。

## G 孕期牙齿保健

### 牙龈出血

孕期内分泌平衡失调，体内激素水平改变，会使牙龈红肿。通常表现为龈缘红肿增生肥大，有龈袋形成，当吮吸、刷牙或进食时易出血。严重时牙龈缘有溃疡和假膜，伴有疼痛。

### 保健方法

1. 保持口腔清洁，控制菌斑。

2. 及早清除牙菌斑、牙石。

3. 病情严重的应及时就医。用1%过氧化氢和生理盐水冲洗患处，局部放药，避免口服用药。

4. 定期进行口腔检查，及时获得必要的口腔保健指导。

5. 正确刷牙。选择保健软毛牙刷，采用正确的刷牙方法，养成良好的刷牙习惯。

6. 使用牙线。有效刷牙仅能清除口腔内70%的细菌，剩下的30%残留于牙间隙，要靠牙线清除。

# 孕16周 像潮水般涌来的关爱

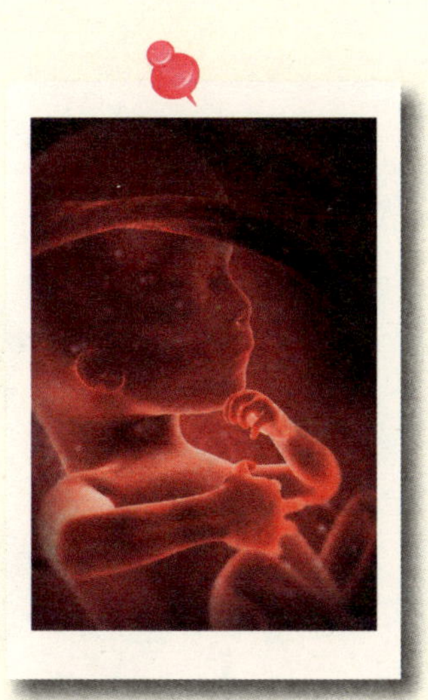

## ◎ 宝宝小样

顶臀长超过12厘米，体重150克。胎儿开始打嗝，这是呼吸的先兆。腿的长度超过胳膊，手指甲完全成形，指关节开始活动。神经系统开始工作，肌肉能对大脑的刺激做出反应。

## H 孕期人际关系

当周围的亲朋好友、领导同事得知你怀孕的喜讯后，几乎同时间她们都想告诉你该如何孕育宝宝，恨不得把自己所有的经验都与你分享。

尤其是家里人，妈妈婆婆、姐妹妯娌会因此忙碌得不得了。当然，她们都是出自好心，希望自己的经验可以帮助你度过这充满疑虑的妊娠期。起初，你对这些纷至沓来的关心感到愉悦，觉得自己得到了那么多的重视和关爱，但很快，这些不会适可而止的关心很可能会让你觉得不耐烦。特别是当对方说："如果你不……就会……"时，你可能不以为然，而当对方觉得自己的提议不被采纳时会感到失望，尤其是妈妈和婆婆。这时，也许拿医生做挡箭牌会是个不错的主意，或者用书中所学来的孕产知识应对，对无益的建议充耳不闻，对有益的建议悦纳并真诚地感谢对方。

怀孕会让一个平时心平气和的人情绪变得不稳定，而且易怒，过度敏感会让自己容易想不开、生闷气，同时会伤害到周围的人。

孕妈妈们一定要静下心来认真思考如何妥善处理各种人际关系，让孕期成为充分享受他人关爱的快乐时光！

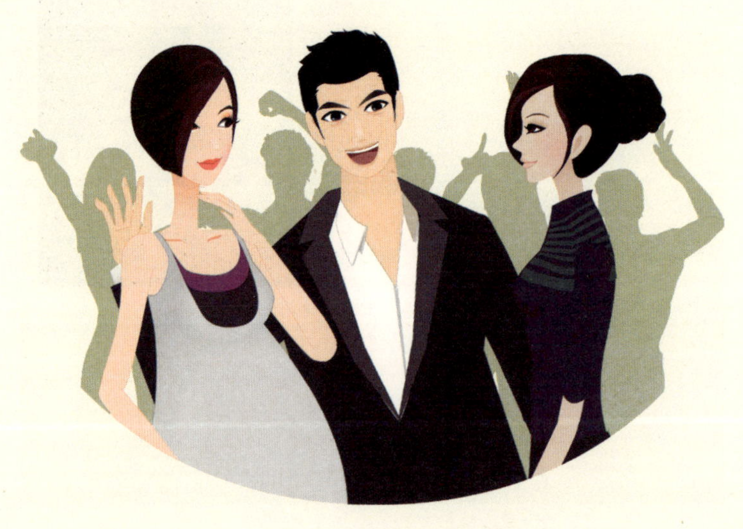

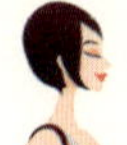

# 麻辣孕妈

## 老公水温计

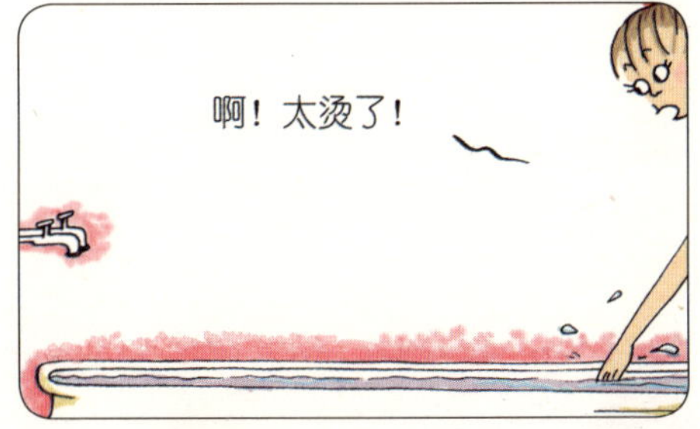
啊！太烫了！

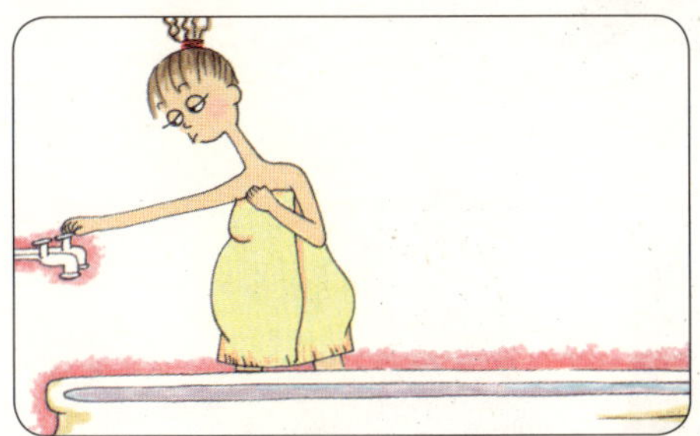

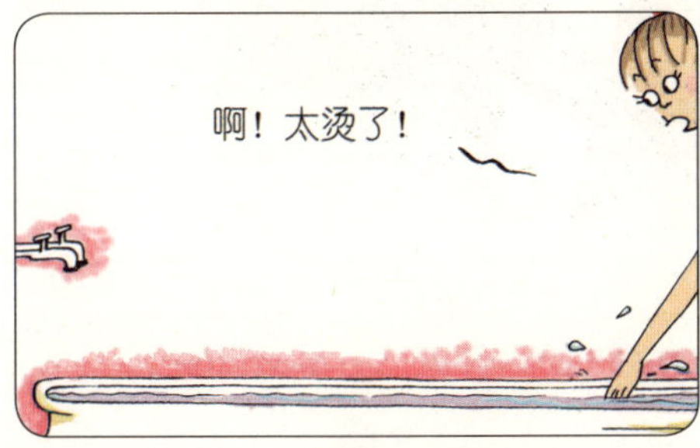
啊！太烫了！

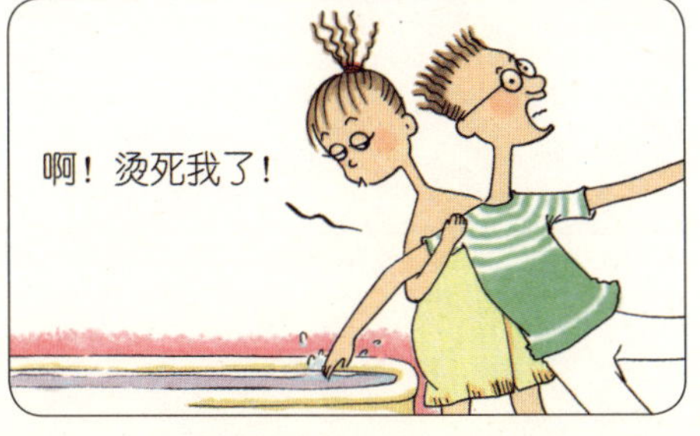
啊！烫死我了！

## 唯一的理由

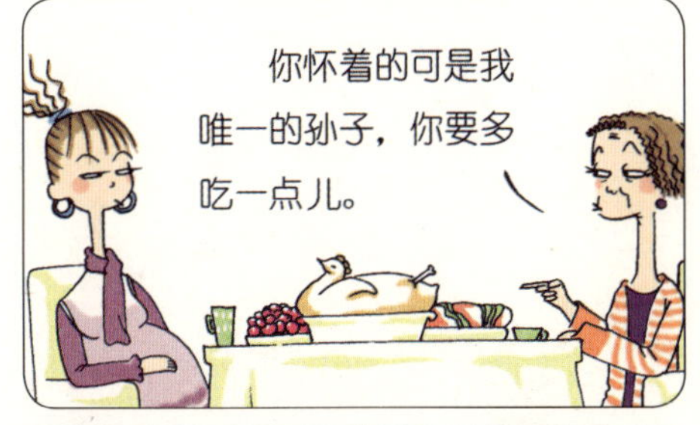
你怀着的可是我唯一的孙子，你要多吃一点儿。

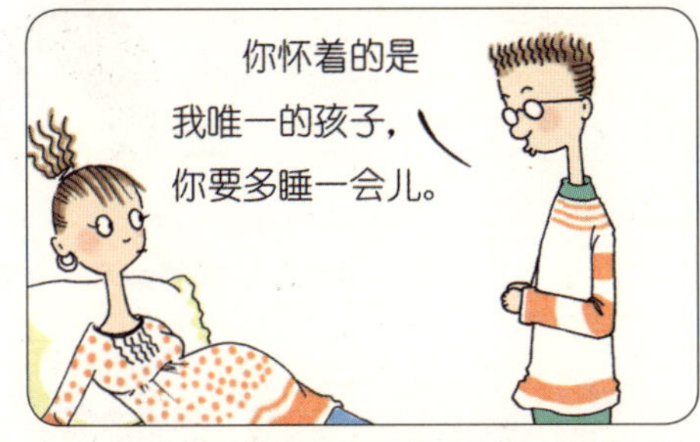


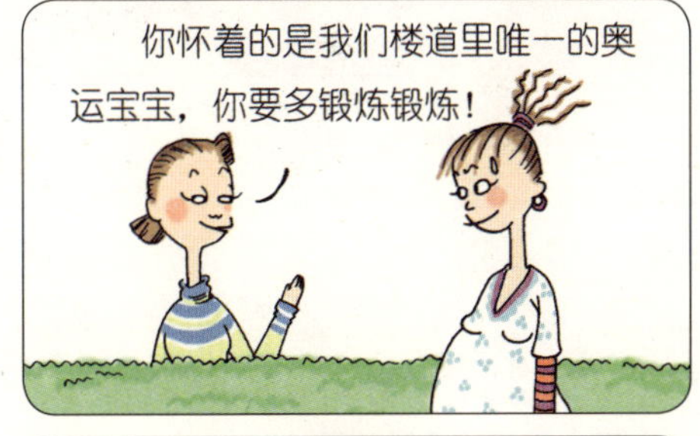
你怀着的是我们楼道里唯一的奥运宝宝，你要多锻炼锻炼！

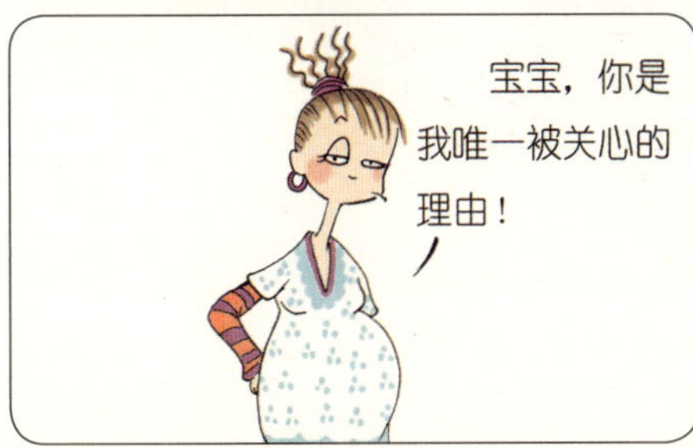
宝宝，你是我唯一被关心的理由！

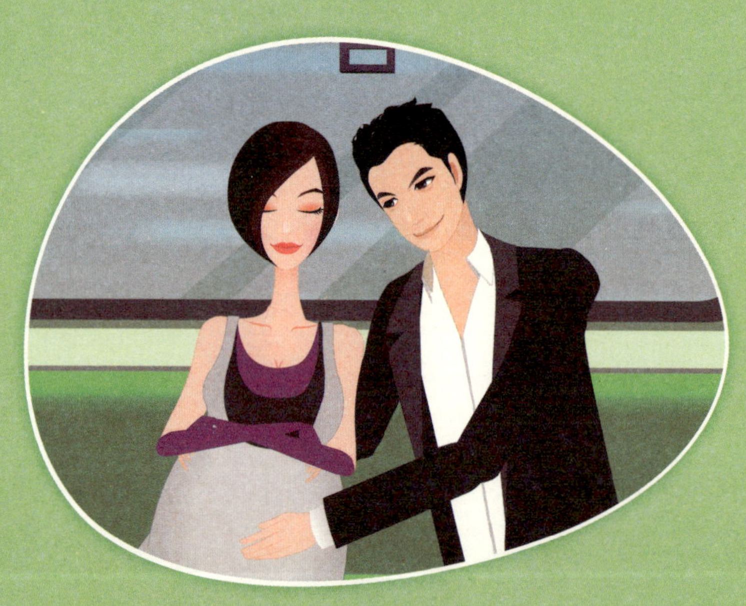

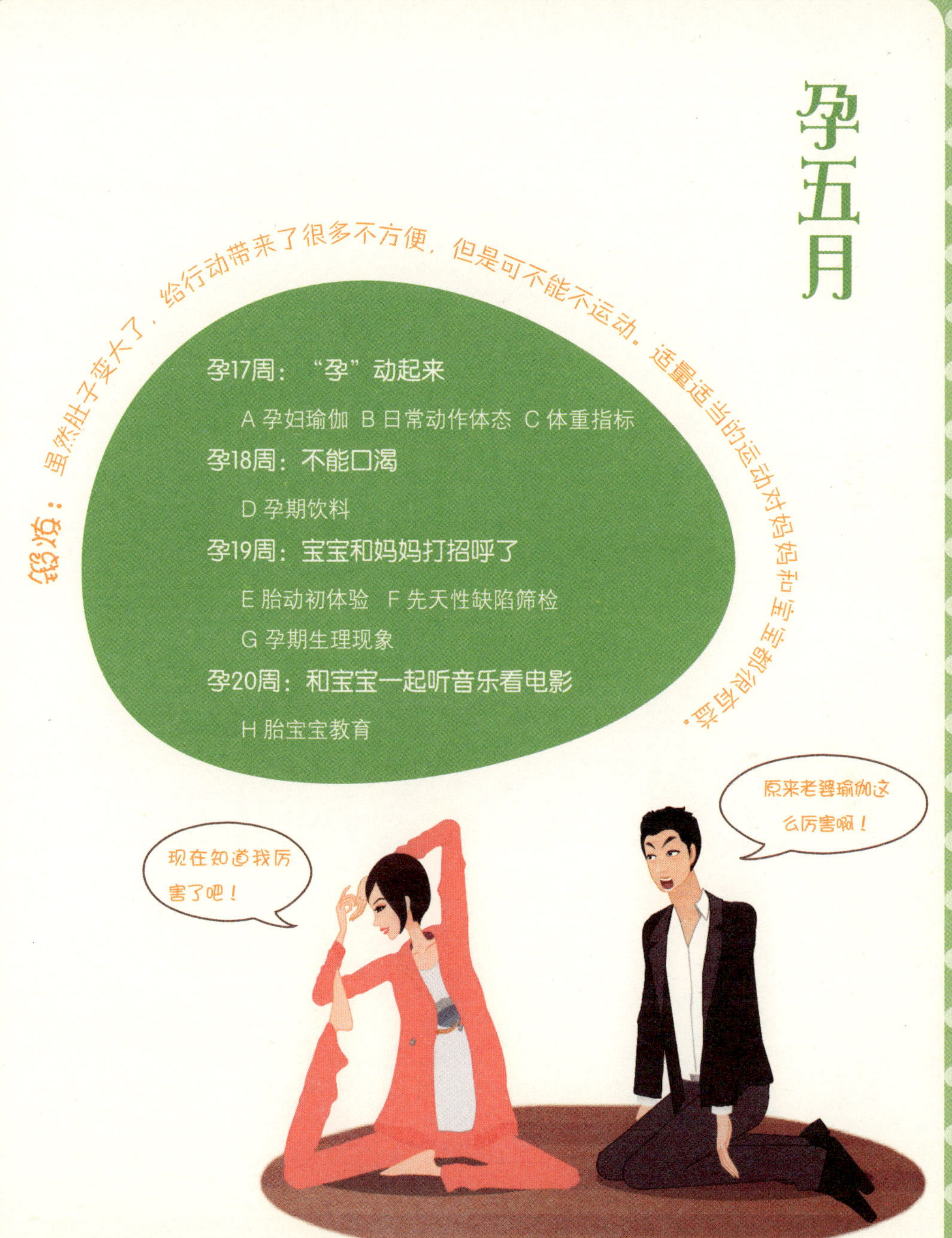
孕五月
导读：虽然肚子变大了，给行动带来了很多不方便，但是可不能不运动。适量适当的运动对妈妈和宝宝都很有益。
孕17周：“孕”动起来
A 孕妇瑜伽 B 日常动作体态 C 体重指标
孕18周：不能口渴
D 孕期饮料
孕19周：宝宝和妈妈打招呼了
E 胎动初体验 F 先天性缺陷筛检
G 孕期生理现象
孕20周：和宝宝一起听音乐看电影
H 胎宝宝教育
现在知道我厉害了吧！
原来老婆瑜伽这么厉害啊！

## 妈妈的话

是谁推动了天边的云彩？把它变成了我和宝宝的小屋，让我们母子开始亲密地对话：

“亲爱的宝贝，天气慢慢变凉了，你是不是还在酣睡？妈妈的腹中一定很舒适很温暖吧？”

“亲爱的宝贝，当你长大的时候，妈妈一定会给你讲记忆里那些幸福的瞬间——从初为人母的喜悦与兴奋，到你第一次随着音乐在妈妈的腹中起舞；从第一次听到你有力的心跳，到第一次在屏幕中看到你的小手、小身体；第一次真实地感受你的存在，记得那一刻妈妈激动的泪水，记得爸爸眼中的热切和温情。”

望着微微隆起的小腹，妈妈现在正有计划地开始运动，让你聆听这个世界最美妙的音乐，尽管你还看不到这个世界的色彩，但我猜你一定已经听到了外面世界的天籁之音……

# 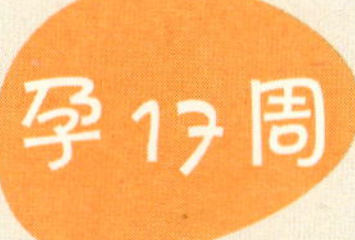 “孕”动起来

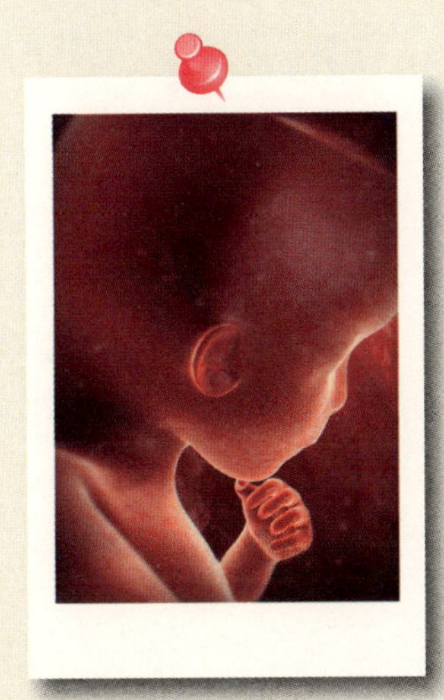

## ◎ 宝宝小样

顶臀长13厘米，体重约170克重。循环系统和尿道完全进入正常的工作状态，肺也开始工作，能够不断地吸入和呼出羊水。体内出现褐色脂肪。

## A 孕妇瑜伽

在整个孕期，孕妇都可以练习瑜伽，但必须根据个人的舒适度为参考。

孕妇练习瑜伽可以增强体力和肌肉张力，增强身体的平衡感，提高肌肉组织的柔韧度和灵活度。同时刺激荷尔蒙分泌的腺体，增加血液循环，还能够很好地控制呼吸，起到按摩内部器官的作用，有益于改善睡眠，形成积极健康的生活态度。

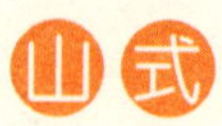

动作步骤：

双脚并拢站立，伸展所有脚趾，膝盖绷直，身体向后用力，脊柱向上伸展，放松肩膀，颈部挺直，目视前方，向上尽量伸展双臂，双手互扣，拉开身体。保持1～2分钟。

益处：

找到脚趾、脚跟和身体中心线的平衡点，使身体受力均匀，这样做可改善身体姿态，更可调整脊柱的不适。使臀部上提，胸部开阔，双肩放松，是很好的改善疲劳的姿势，孕期保持练习，产后腰部、脚跟的不适会大大缓解。

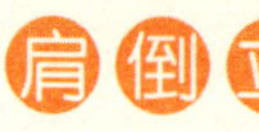

动作步骤：

仰卧，弯曲双腿提起臀部，向上伸展双腿，双手支撑躯干推动向上，下巴收向锁骨，后脑勺、双肩和上臂着地，尽可能向上伸展双腿，如果不能凌空完成，可试着把脚搭在墙上。

益处：

此姿势通过重力的变化促进内脏活动，改善失眠、便秘、神经衰弱、情绪不稳等情况，缓解下肢的疲劳感，放松腰部，使身体更恢复活力，更可改善子宫异位的情况。

束角式

动作步骤：

坐姿，双腿弯曲，脚心相对，靠近大腿根，膝盖下沉，挺直脊柱，双眼注视前方或内视鼻尖，保持平稳呼吸。呼气，身体向前弯曲，尽量放低身体靠近地面，保持30～60秒；吸气，还原身体，放松双腿。重复2～3遍。

益处：

供给骨盆、腹部、背部足够的新鲜血液，使肾脏、膀胱保持健康，促进卵巢功能正常工作，每天做几次，可以减少分娩时的痛苦，还能够避免静脉曲张。

坐角式

动作步骤：

坐在地面上，双腿向两边打开并伸直，膝盖向下用力，脚趾向上用力，保持脊柱挺直；双手放在地面上，深长吸气呼气，身体尽量向前向下弯曲，眼向下看，保持腰背下沉，正常呼吸保持30～60秒，还原到开始姿势，放松双腿。重复2～3遍。

益处：

此姿势可伸展腿部韧带，促进骨盆区域的血液循环，缓解坐骨神经痛，对孕妇很有益处。

## 13 日常动作体态

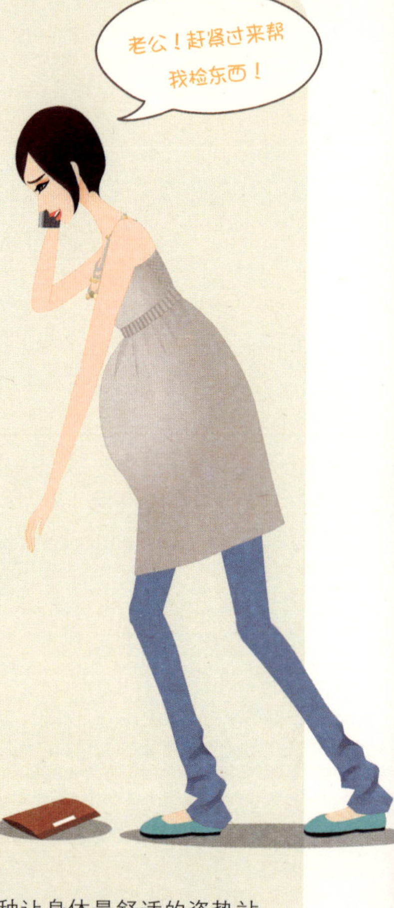

老公！赶紧过来帮我捡东西！

### 俯身弯腰

6个月后胎儿的体重会给妈妈的脊椎造成很大的压力，引起背部疼痛。因此要尽可能地避免俯身弯腰的动作。如果需要从地面拣拾东西，腹部会防碍背部做弯曲动作，因此俯身动作要慢慢轻轻向前，并屈膝把全身的重量分配到膝盖上。

### 起身站立

孕初期起身还算轻松，进入孕中期后从床上起身就要缓慢有序地做动作，以免腹腔肌肉过分紧张。仰躺着的孕妇起身前要先侧身，肩部前倾，屈膝，然后用肘关节支撑身体起来。

### 保持站立

长时间站立会减缓腿部的血液循环，导致水肿以及静脉曲张。所以必须定时让自己休息一会儿，坐在椅子上，把双脚放在小板凳上，这样有利于血液循环和放松背部。如果没有条件坐，那就选择一种让身体最舒适的姿势站立，活动相应的肌肉群。为促进血液循环可以把重心从脚趾移到脚跟，从一条腿移到另一条腿。

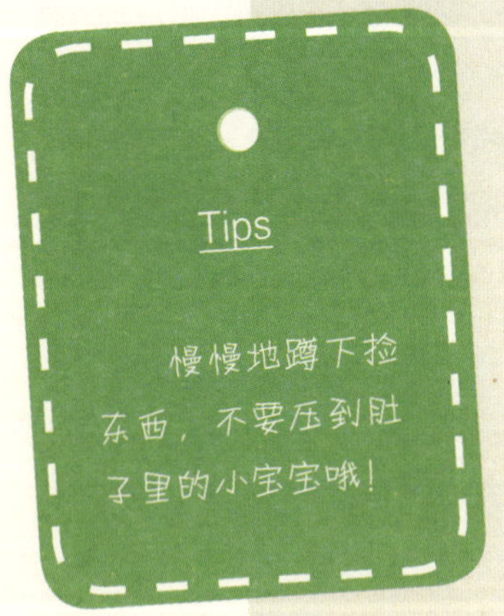

Tips
慢慢地蹲下捡东西，不要压到肚子里的小宝宝哦！

### 保持坐姿

正确的坐姿是把后背紧靠在椅背上，还可以在靠肾脏的地方放一个小靠枕。如果每天坐着工作，应该经常起来走动一下，有助于血液循环并预防痔疮。

### 徒步行走

徒步行走对孕妇很有益，它可以锻炼腿部肌肉的紧张度，预防静脉曲张，并锻炼腹腔肌肉。当感觉疲劳，马上要停下来，休息5～10分钟。行走时身体要注意保持挺直，双肩放松。

### 上下楼梯

伸直腰背，看清楼梯一步步上下。先脚尖后脚跟着地，只用脚尖比较危险。妊娠后期肚子遮挡了俯视视线，要避免踩偏，扶着扶手慢慢上下比较安全。

### 家务劳动

可以做擦抹家具、扫地、拖地等劳动，不可登高擦拭玻璃、家具。不要搬抬沉重的家具，尽量减少弯腰动作。在秋冬季做清洁工作要尽量少用冷水。洗衣服时要避免搓衣板挤压腹部，使用温和洗衣液或肥皂，不要用洗衣粉。晾晒衣物不要用力伸腰、高抬手臂。

### 乘坐公交车

乘坐公共汽车和地铁的孕妇，千万不要难为情给自己找个座位，因为急刹车会让你失去平衡甚至摔倒。如果没有人主动让座，可以求助售票员或者直接向乘客请求让座。另外，要等车完全停稳后才能下车。

## 体重指标

孕期也许是女人唯一一段因为体重增加而心感喜悦的时期。如果你此刻正在镜子前面为自己日渐臃肿的身材苦恼，那一定要好好调整心态，学会对大肚子露出微笑了。

不管孕前身材是苗条的还是适中的，或者是肥胖的孕妈妈，此时或许最想了解的是孕期体重到底会怎样发生变化，增加多少是合适的。体重增加过多或过少都需要及时调整，这样胎儿才能健康发育。

### 体重增加规律

孕期产前检查每次都要称体重。

正常情况下，孕初期3个月可增加1500～2000克。如果因为恶心呕吐导致食欲减退，体重没有增加反而有所减轻也是常见现象。

孕中期孕晚期，体重增加应控制在300克/周。

足月分娩时，体重应比怀孕前增加12.5千克左右。

孕妇按照这个指标观察体重，如果发现过度肥胖或体重增加过快，应该及时调整饮食结构。

### 超重的危害

超重的准妈妈患上妊娠并发症几率比正常准妈妈高得多，这些并发症包括妊娠高血压疾病、妊娠期糖尿病、血栓形成、产后抑郁症等。此外，超重准妈妈由于分娩巨大儿几率增加，导致难产、使用产钳助产和剖宫产率增加，加重了产妇的肌体损伤，且易导致产后出血及感染。

对胎儿来说，因为难产，胎儿产伤发生率增高，这些疾病包括颅内出血、锁骨骨折、臂丛神经损伤，甚至新生儿窒息死亡等。这样的胎儿，成年后Ⅱ型糖尿病、高血脂症、心血管疾病的发病率也明显高于正常人群。

### 体重增加部分的比例

母体增加体重的1/3～1/4是胎儿的体重，其他则是重要的支持物。

| | |
|---|---|
| 胎儿 | 3400克 |
| 增大的子宫 | 970克 |
| 胎盘 | 650克 |
| 羊水 | 800克 |
| 乳腺增大 | 405克 |
| 额外的血液和液体 | 2930克 |
| 额外的脂肪存量 | 3345克 |
| 总计 | 12.5千克 |

### 产后体重变化

一般来说，分娩之后，因怀孕增加的体重会马上少掉一半左右（胎儿、胎盘、羊水）。产后几周内，体内会排出1000～2000克的水分。

此后规律的饮食和运动可以让体重继续下降。在产后3～6个月内保持母乳喂养会让体重继续减轻几千克。

通常在产后 9 个月内，体重会减轻2000～5000克。

当然，产后的体型一定会比孕前丰腴一些，这就是少妇和新妇的最大区别！

^^ 别担心，你的先生会更喜欢你丰腴的身材！

## 体重变化记录表

| 时间 | 体重 | +-KG | 时间 | 体重 | +-KG |
|---|---|---|---|---|---|
| 孕 前 | | | 孕七月 | | |
| 孕一月 | | | 孕八月 | | |
| 孕二月 | | | 孕九月 | | |
| 孕三月 | | | 孕十月 | | |
| 孕四月 | | | 产后一月 | | |
| 孕五月 | | | 产后二月 | | |
| 孕六月 | | | 产后三月 | | |

# 孕18周 不能口渴

## ◎ 宝宝小样

顶臀长14厘米，体重为150克。肺部肺泡开始发育。肠道内形成胎便。指尖形成指纹。胎儿开始动作活跃，戳、踢、扭动和翻转。如果是男孩，此刻前列腺正在形成。

## 孕期饮料

### 水

怀孕期间补充的体液可以帮助身体稀释废物排出体外，增加的小便数量减少尿道被细菌感染的可能性。

#### 养成良好的饮水习惯

1. 清晨起床后喝一杯新鲜的凉开水

白开水对人体有“内洗涤”的作用。早饭前30分钟喝200毫升25℃～30℃的新鲜开水，可以温润胃肠，使消化液得到足够的分泌，以促进食欲，刺激肠蠕动，有利定时排便，防止痔疮便秘。早晨空腹饮水能很快被胃肠道吸收进入血液，使血液稀释，血管扩张，从而加快血液循环，补充细胞夜间丢失的水分。

2. 切忌口渴才饮水

口渴是缺水的结果而不是开始，是大脑中枢发出要求补水的救援信号。孕妈妈应每隔两小时饮水200毫升，每日8次，共1600毫升。

3. 常饮普通的白开水

纯净水从地下抽出后经过多道过滤沉淀工序，虽然微生物和杂质被过滤掉了，但同时水中所含的矿物质也被过滤掉了。水中所含的钙、磷及其他微量元素对人体有重要的生理作用，因此白开水优于纯净水。

### 以下几种水不能喝

1. 久沸或反复煮沸的开水。
2. 没有烧开的自来水。
3. 保温杯沏的茶水。
4. 蒸饭或者蒸肉后的“下脚水”。

## 牛奶

每500毫升牛奶含蛋白质16.5克、糖22.5克、钙600毫克、维生素A200个国际单位，能满足人体每天对动物蛋白、钙与能量的需要。

牛奶对胎儿的骨骼发育起着非常重要的作用。孕妈妈要多补充乳制品，能确保宝宝得到足够的钙质提供骨骼发育。

## 牛奶的功效

1. 牛奶中的铁、铜和维生素A有美容作用，可使皮肤光滑；

2. 牛奶中的维生素可提高视力；

3. 睡前喝牛奶有催眠作用；

4. 牛奶中的钙能增强骨骼生长；

5. 酸奶和脱脂乳可增强免疫系统功能。

## 健康饮用牛奶

1. 在选择牛奶时，一要看营养成分，二要看生产日期、保质期和保存条件，三要看生产厂名、地址。

2. 清晨切忌空腹饮用。搭配谷物，如面包、饼干一同食用。

3. 晚上饮用牛奶可在饭后两小时或睡前一小时。

4. 牛奶煮沸后，其营养成分会受影响，蛋白质含量会有所减少。饮用方式要看个人的习惯和肠胃道对冷牛奶的适应能力而定。

### 蔬菜汁和果汁

孕期9个月，如果光喝白开水和牛奶，的确相当单调。鲜榨的蔬菜汁和果汁是很有营养的水分补充，还可以补充维生素C和矿物质。

可以用来制作蔬菜汁的蔬菜有很多，如油菜、菠菜、小白菜、黄瓜、西芹等，味道非常爽口。

可以制作果汁的水果就更多样了，像梨、苹果、橙子、西瓜等，但要注意不要过量饮用，以免糖分摄入过多。

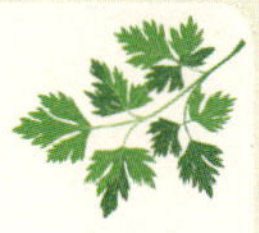

## 青菜汁的制作

将青菜洗净去掉根部，切成小段。

放入已经煮沸的一小碗清水中，再煮开。

用筛子过滤菜渣。

将菜汁与等量的温开水混合，新鲜的菜汁就做好了。

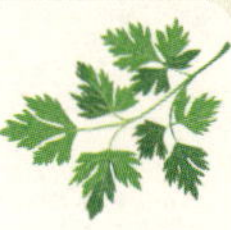

## 芒果柳丁苹果汁

材料：

芒果半个、柳丁1个、苹果半个、蜂蜜1匙。

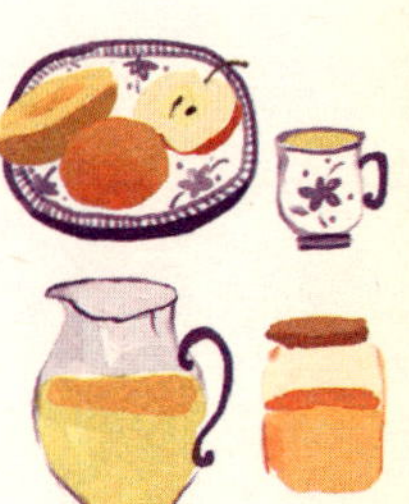

做法：

1. 平放芒果顺芒果核切开，用水果刀在果肉上划若干交叉线，抓住果皮两端翻面，取出芒果果肉块；
2. 将苹果和橙肉瓣切块，与芒果块一起放入果汁机中；
3. 加入150毫升纯净水，搅拌30秒左右；
4. 搅拌后加入蜂蜜，即可食用。

营养价值：

芒果、柳丁、苹果，这三种水果都含有丰富的维生素C，短暂搅拌还能保留较多维生素，除果皮外，纤维素也基本保存了下来，果汁口味鲜美香浓，是孕妈妈美肤养颜的佳饮。

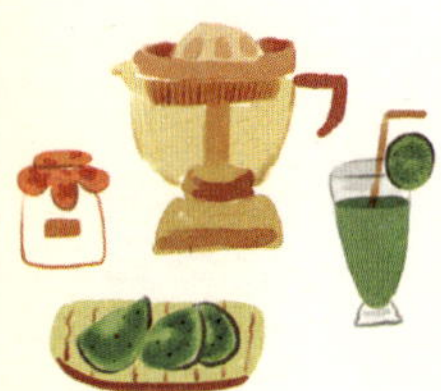

## 酸奶奇异果汁

材料：

奇异果两个、酸奶250克。

做法：

1. 奇异果削皮切块；

2. 将奇异果、酸奶放入果汁机中，搅拌匀浆即可。

营养价值：

奇异果中的糖含量稍微偏高，但奇异果籽内含有丰富维生素E和维生素C，果汁机打碎后与酸奶中的脂肪混合令果内的维生素E能更好地被吸收，血糖指数也相应降低，而酸奶中含有丰富的乳酸菌和钙质。

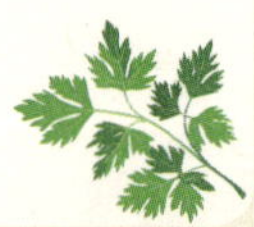

# 孕19周 宝宝和妈妈打招呼了

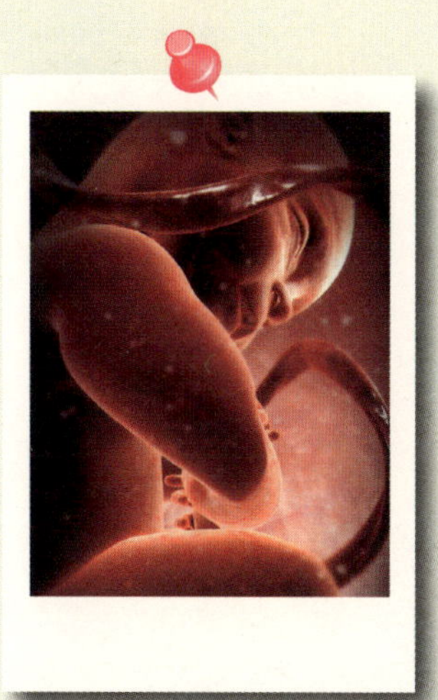

## ◎ 宝宝小样

顶臀长15厘米，体重 200克。皮肤腺体分泌出胎脂。胎儿出现乳头，男孩生殖器已相当明显，女孩的子宫、阴道和输卵管已形成。

## 胎动初体验

在胎儿形成之时，胎动就已经存在了，不过，因为胎宝宝太小，再加上有羊水的阻隔，孕妈妈通常感觉不到。直到孕16～20周，孕妈妈可以第一次感觉到胎动，对怀第二胎的孕妇来说，通常会比初产妇更早感觉到胎动。另外体型较瘦的孕妈妈也会比体型较胖的孕妈妈早些感受到胎动。

## 胎动的力度

胎动在刚开始时并不明显，但慢慢就会愈来愈明显和频繁。到了孕晚期最后两个月，甚至可以看到肚皮局部隆起。当胎宝宝将近足月时，胎动变得愈来愈少，因为此时胎儿的体型增大、羊水量减少，使得子宫内的空间相对变小，胎动自然会减少。不过此时的胎动力气却很大，当他们出其不意地踢上一脚，孕妈妈肚子的起伏会非常明显。

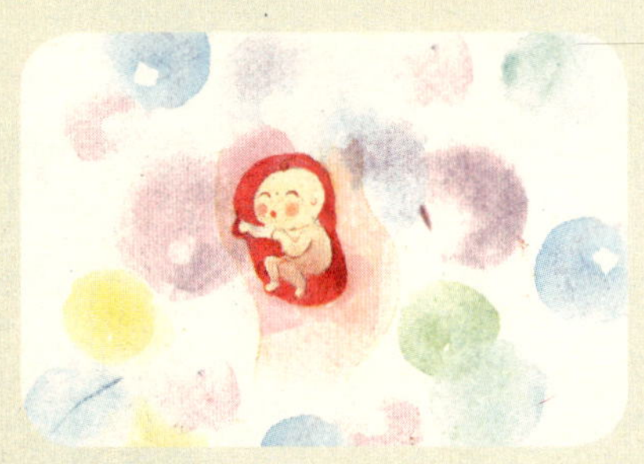

## 胎动的感觉

每一位孕妈妈对胎动的感觉都会有所不同，在没有感受到真实的胎动前，也许你很好奇那会是什么样的感觉。有的人形容就像小球在肚子里面滚动，有的则感觉像是肠子在蠕动，也有奇妙的说法是好像气泡的运动，还有一种最浪漫的形容，说像蝴蝶在肚里闪过……很难找到一种最贴切的比喻，只有经历过的人才能体会这种幸福与喜悦。

## 胎动的频率

胎动是宝宝健康的指针，平均一天的正常胎动次数，由怀孕24周的200

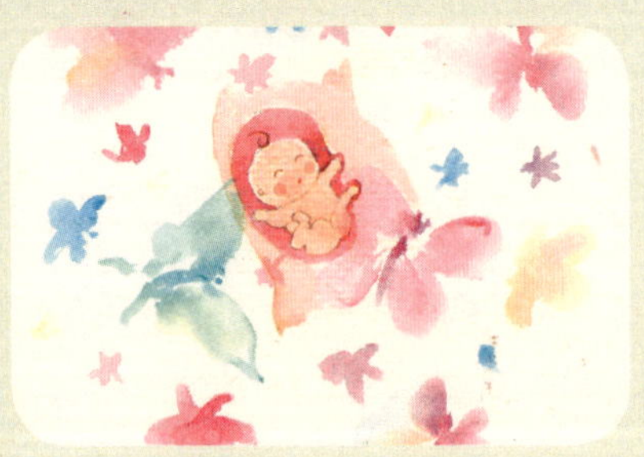

次，增加到32周的575次达到最高峰，足月时，会减少至282次。

通常在饭后，血糖升高，胎儿的心情愉快，心跳速率加快的这段时间里胎动会很频繁。晚餐后、睡前和醒之前通常是胎儿最活跃的时期。

### 胎儿的行为

胎动是胎儿的主动性运动，像呼吸、张嘴、翻滚运动等，在活动睡眠期有手脚运动、翻滚等，孕妈妈变换姿势，宝宝就可能会被惊醒。在清醒时，胎儿会有全身性和各部位的运动，像肢体运动、脊椎屈伸运动、翻滚运动、呼吸运动、快速眼睑运动等。

## F 先天性缺陷筛检

怀孕18～24周之内进行胎儿大畸形筛查，是早期发现并及时终止严重结构异常胎儿的最佳时间。

这个时期胎儿发育器官已经成型，子宫内的活动空间也大，便于观察。目前超声检查是诊断胎儿结构异常的主要手段。

一般来说，大部分结构异常在怀孕18～24周均可发现，有部分结构畸形，如无脑儿在11周左右超声检查即可明确诊断了，在早期发现胎儿畸形可及早终止妊娠。不过这真是太让人伤心的事情了！

如果在感觉到胎动后被证实为畸形胎儿，没有一个妈妈会忍心放弃。真希望医学能再快速地发展一大步，让这些可怜的妈妈们在孕 1 月或更早的时候就能知道孩子的健康情况！

## G 孕期生理现象

### 腹部皮肤瘙痒

腹部皮肤因腹围增大被牵拉，大部分人都会感到瘙痒。这时不能再穿任何束缚腹部的衣服了，如果内衣过紧，会加重瘙痒。若瘙痒症状加重，应及时就诊，以排除胆汁淤积症的可能。

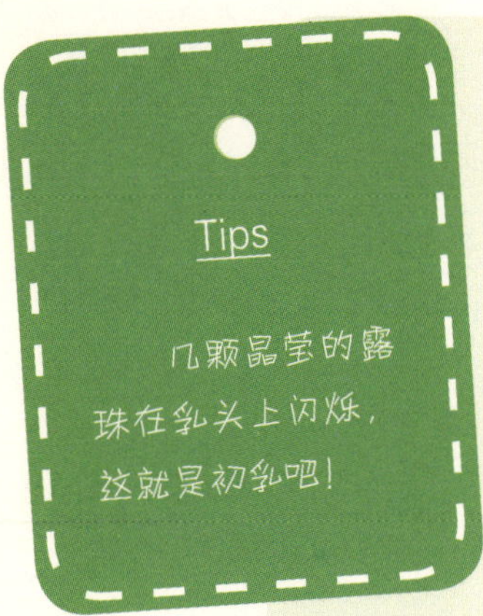
Tips
几颗晶莹的露珠在乳头上闪烁，这就是初乳吧！

肚脐撑开

孕20周起，长大的子宫会开始向外挤压腹部。原来凹陷的肚脐开始慢慢向外撑开。

分泌初乳

乳头此时会变得非常敏感，因此一定要穿全棉无刺激的胸罩和内衣。每天乳头都会产生分泌物，当你发现时，也许它已经成为结晶体，有点像麦乳精。每天要用温和的清洁乳液清洁乳头。

痉挛

在孕5月，特别是怀二胎的孕妈妈，会在下腹部感到如月经来时的疼痛，程度比月经前的感受要轻一些。

韧带疼痛

在子宫两侧，各有一条与骨盆相连的粗韧带。当子宫增大时，韧带也会跟着拉长。在静止状态时，你不会感觉到它们的变化，但在运动中或改变身体姿势时，会感受到不同程度的痛楚感。像早起翻身，韧带拉紧会使下腹两端，甚至背部感到剧烈疼痛。到了孕期最后一个月，当宝宝的头向下挤压时，这种疼痛的感觉会非常明显。

视力改变

进入孕中期，许多孕妈妈都会发现视力有所下降。改变明显的，需要重新验光配新眼镜，隐形眼镜不能再戴了，因为眼球此时会变得比较干燥，戴隐形眼镜容易损伤角膜，引发炎症。

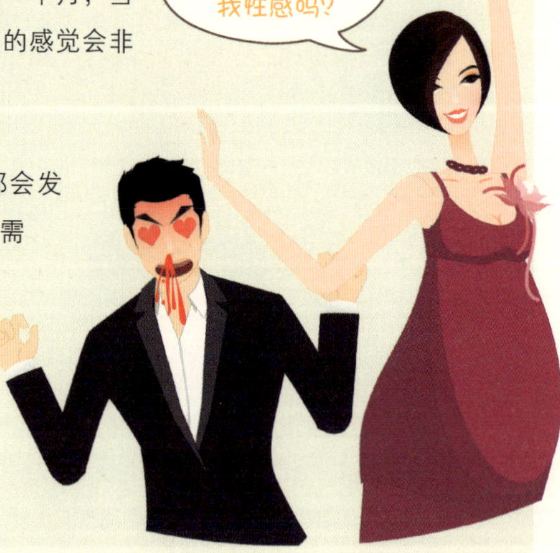
老公！
我性感吗？

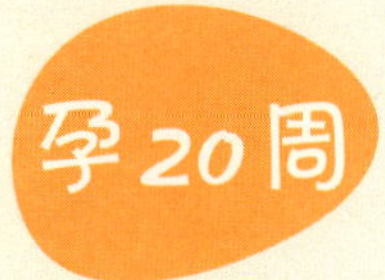

# 孕20周 和宝宝一起听音乐看电影

## ◎ 宝宝小样

顶臀长16厘米，体重255克。是味觉、嗅觉、视觉和触觉等感觉器官发育的关键期。头发继续生长，胎脂增加，皮肤增厚发育为4层。

## H 胎宝宝教育

从孕 5 月开始对胎宝宝实施声音和触摸的刺激，给宝宝听音乐、对他们亲切的讲话、用手轻轻地抚摸，这些良性的刺激都可以促进胎儿感觉神经和大脑中枢的发育。

新的研究发现，胎宝宝在子宫内能听到外面的声音，妈妈的情绪变化也会在一瞬间传达给胎宝宝。母子的依恋关系在此刻就开始确立了。

### 常见的胎教

#### 音乐胎教

音乐在胎教中所起的作用，经研究已被证实。

打开音响，调准柔和适中的音量，孕妈妈和胎宝宝一起聆听。

胎教音乐最好比较抒情，节奏感不要太强，音域不宜过高，不要有突然

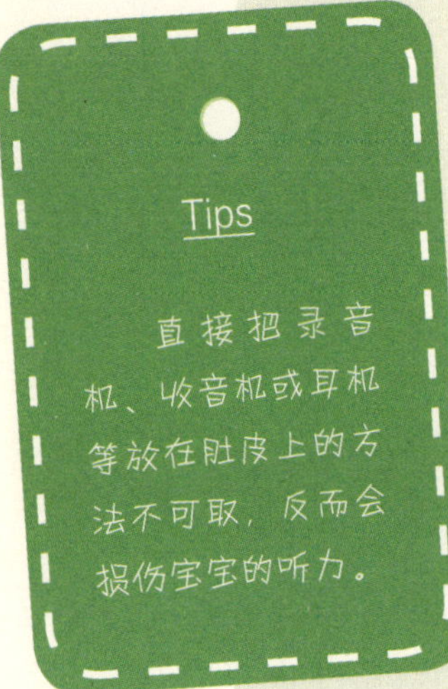
Tips
直接把录音机、收音机或耳机等放在肚皮上的方法不可取，反而会损伤宝宝的听力。

的巨响。在众多的音乐曲目中，莫扎特的音乐被很多人认为是最适合胎教的音乐之一。

### 影视胎教

许多孕妈妈都喜欢看电视电影，在孕期可不能像以前那样，什么节目都看了。电视电影节目要请准爸爸事先筛选，暴力、艳情、无聊的肥皂剧都不能带着宝宝一起观看哦！

温馨的家庭亲情剧，特别是儿童题材的电影可以多看，像经典的秀兰 邓波儿的电影，看着可爱的邓波儿跳着欢快的踢踏舞，胎宝宝也会情不自禁地手舞足蹈哦！还有含知识量高的纪录片，求知欲高的孕妈妈通常也会孕育出既聪明又上进的小宝宝哦！

### 阅读胎教

胎儿在七八个月大的时候就可以捕捉到外界的信息。如果定时念故事给腹中的宝宝听，可以让胎儿有一种安全与温暖的感觉，若一直反复念同一个故事给胎儿听，会令其神经系统变得对语言更加敏锐。

除了念故事，还可以读英文诗歌，方言童谣，任何将来会接触到的语言，现在都可以开始让他们熟悉起来了。

孕5月至生产前，是进行阅读胎教的最佳时机。

### 抚摸胎教

经常用手轻轻地抚摸孕妈妈的肚子，能刺激胎宝宝的触觉，以促进感觉神经及大脑的发育。孕妈妈和准爸爸都可以通过抚摸配合声音与胎宝宝沟通，这样做可以使胎儿有一种安全感。

抚摸胎教在孕20周后开始进行，抚摸过程中应注意胎儿的反应。如果胎儿对抚摸刺激不高兴，就会用力挣脱或用蹬踏动作来回应，这时应停止抚摸。如果胎儿受到抚摩后，用缓慢的蠕动作出反应，可继续抚摸。

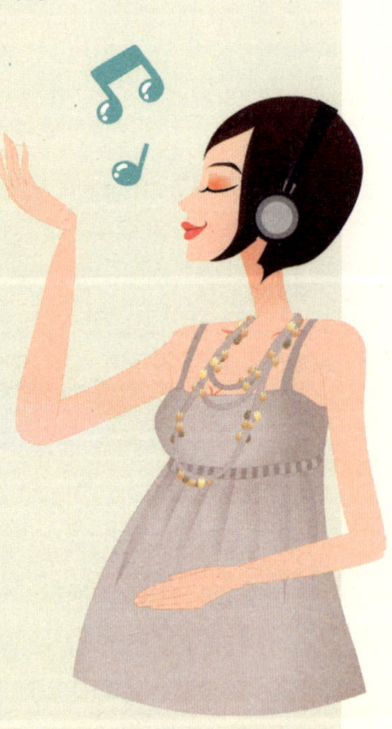

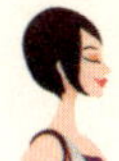

# 麻辣孕妈

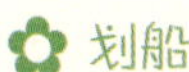

## 划船

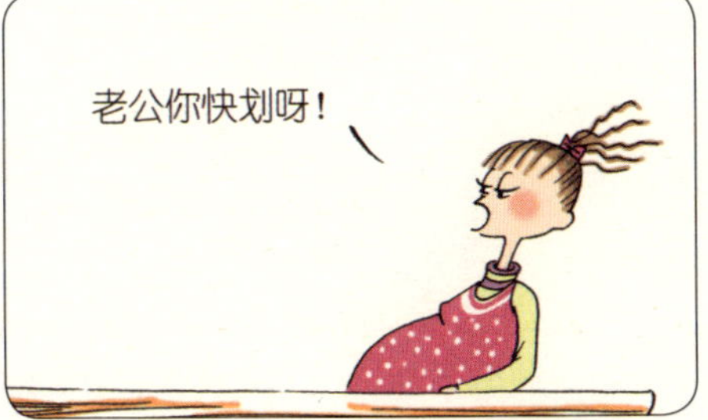

老公你快划呀！

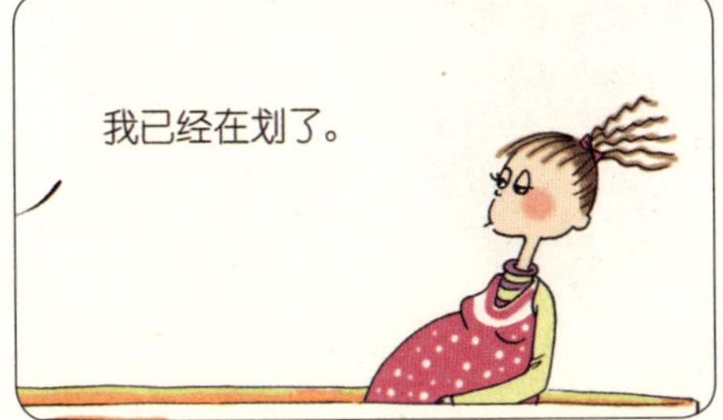

我已经在划了。

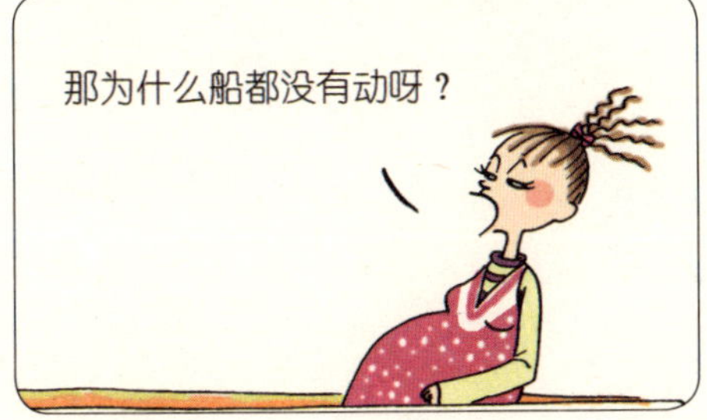

那为什么船都没有动呀？

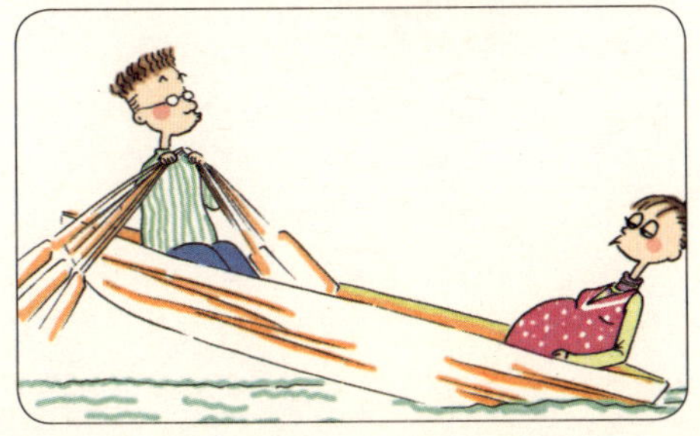

## 为什么吃掉小弟弟

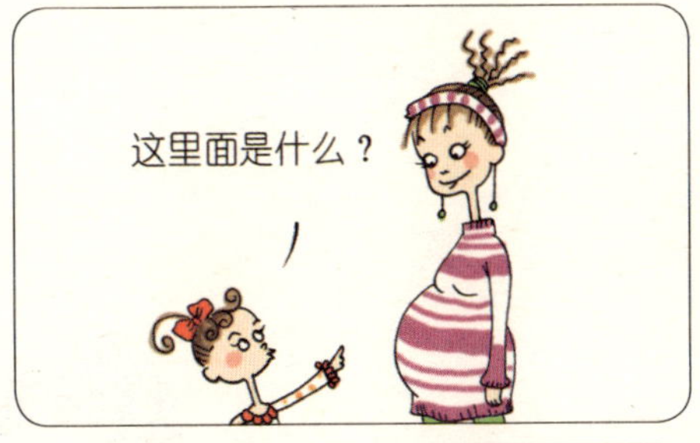



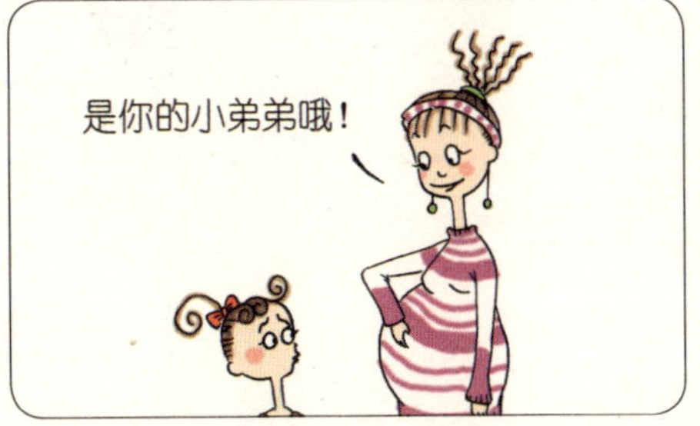



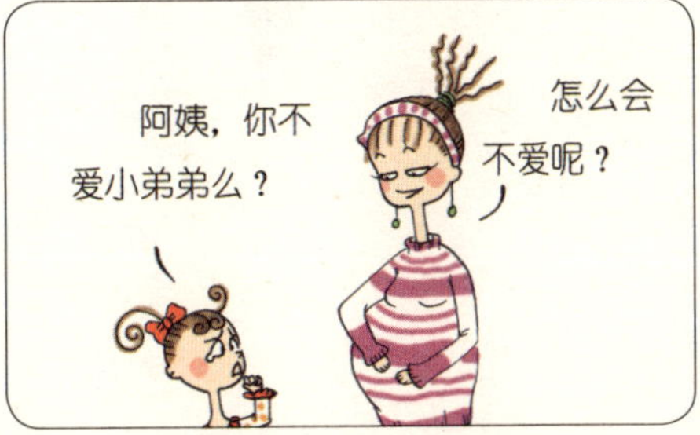



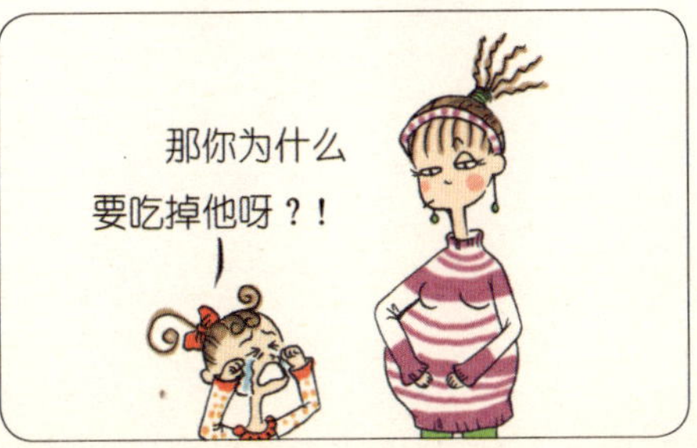

这里面是什么？

是你的小弟弟哦！

爱小弟弟么？

那你为什么
要吃掉他呀？！

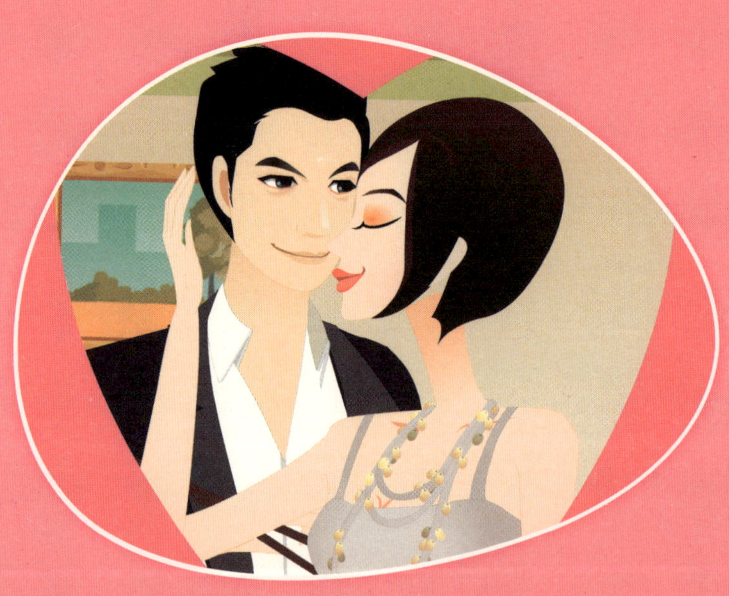

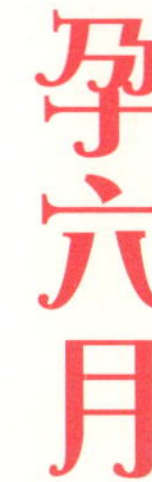

# 孕六月

生活：鞋子、服装、睡眠、营养。宝宝六个月了，一定要从各个方面关心自己和宝宝。



这时候带跟的鞋

都不能穿！

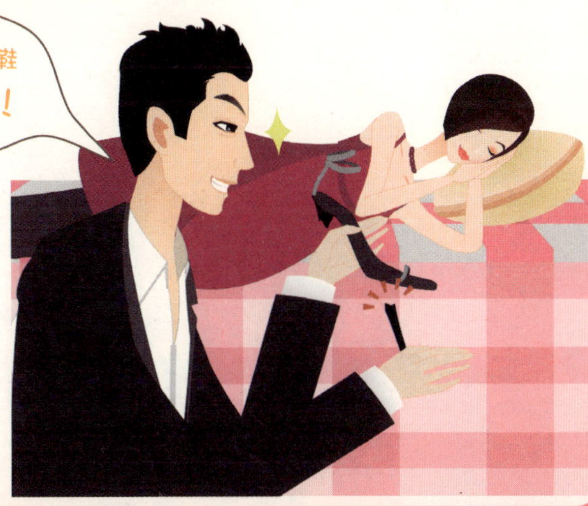

## 宝宝的新衣

我的身体由于宝宝的成长而发生着巨大的变化，原来的鞋子已经穿不下了，裤子几乎全部下岗……但与等候宝贝即将临世的那份期待和喜悦相比，一切苦难和艰辛都变得无足轻重，生命的孕育让我收获的是从没有过的感动和力量。

我该为宝宝准备点啥了。今天宝宝有了第一套小衣服，粉粉的斜襟小哈衣，点缀着细软的小花边。不喜欢听人唠叨："这些东西会有人送的！"——宝宝的第一件衣服应该是妈妈亲自选的，蕴含着妈妈特别的爱。宝贝，妈妈喜欢坐在床边，打开你的小箱子，一件件观赏着小帽子、小袜子、浴巾、尿布、奶瓶……把它们拼成有模有样的小孩子，想象着你的样子，想象着拥你入怀，想象着你甜甜的奶香味，想象着你第一声喊我妈妈……

我的宝贝，请快快长大，它们在静静地等候着你，和妈妈一样，等候的心情，充实而热烈。

# 孕21周 要买双舒服的鞋子了

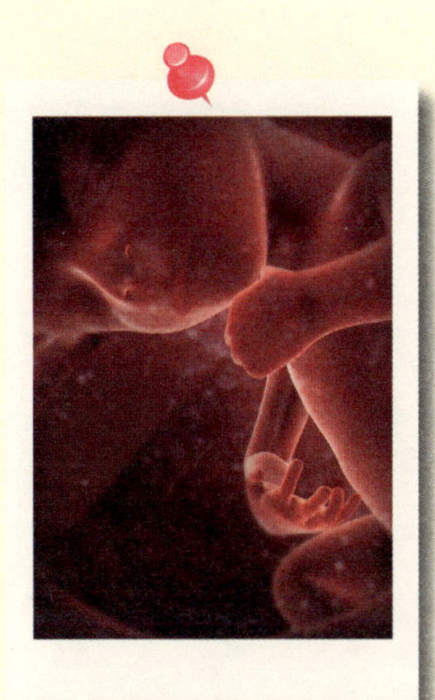

## ◎ 宝宝小样

顶臀长17厘米，体重 300克。胎宝宝吞咽了大量的羊水，这对消化系统是很好的促进，还能从羊水中吸收水分。各种感官正在逐步完善，味蕾开始在舌面上形成。好动的小宝宝已经会抚摸自己的脸蛋，还会把脐带当成玩具。

## A 脚的变化

为了适应分娩，孕妈妈全身的韧带都在逐渐放松，承受体重的关节部位变宽变松，增加的体重迫使骨盆前倾，脊柱弯曲，这会改变脚部承受的压力，因此纤纤玉足会变成大脚丫。

身体的水分会汇集到脚踝与双脚，尤其在站立一天后更加明显。在怀孕的最后 3 个月，许多女性都会受到水肿的影响。

平时注意不要站立或持续行走太久，要经常坐下休息。而久坐办公的孕妈妈，要经常起来活动双脚。

## 13 脚部按摩

脚部按摩是非常不错的放松方法，但要注意按摩力度要轻柔。在家里请老公用拇指轻轻在脚心画圈按摩，舒缓疼痛。

### 具体做法

温水泡脚擦干后，将一条腿盘在另外一条腿上，脚心朝向外侧，搓右脚心时用左手，搓左脚心时用右手，最后转圈搓至发热。搓完以后，用拇指和食指逐个按摩脚趾，用力不要过大。经常搓搓脚心，可以促进血液的循环，也利于胎儿的成长发育。

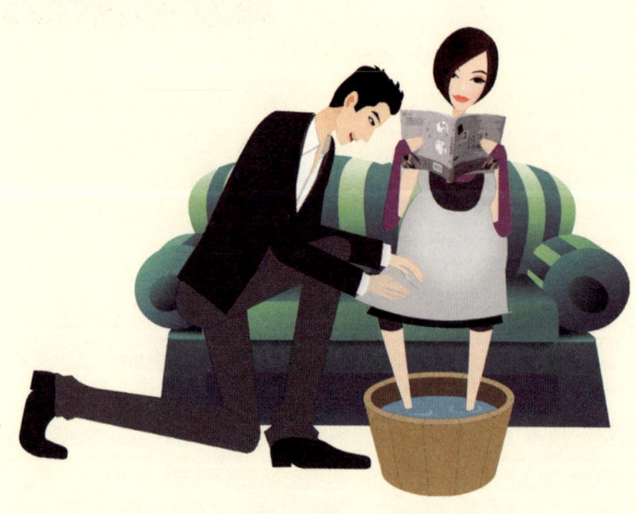

## C 足部运动

收缩脚趾，再慢慢用力张开。

伸出双腿，脚趾朝上，顺时针画5个圈，逆时针画5个圈，同时活动脚踝。

用脚趾捡拾地上的东西，比如袜子。

手扶椅背，双脚并拢，提脚跟向外旋转。

## D 孕妇鞋

孕期穿宽松、舒适的鞋。

选柔软材质的软皮鞋或布鞋。

鞋跟高度以两厘米为宜。

鞋底要防滑。

不要系鞋带的款式。

扁平足需要使用矫正鞋垫改善。

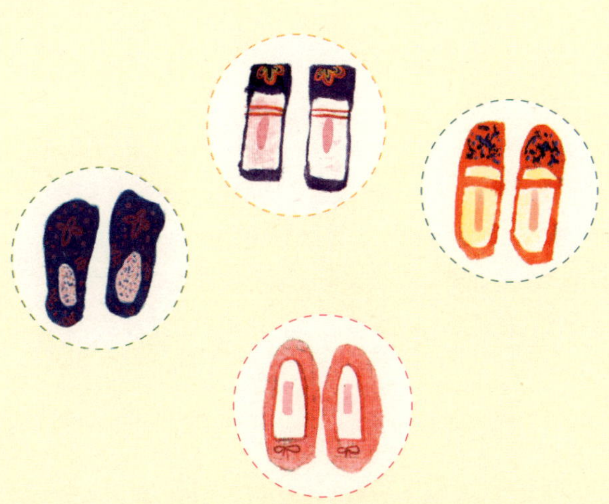

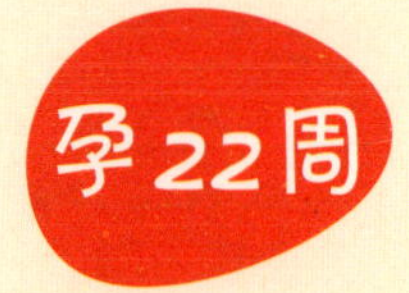

# 孕22周 享受美好的夜晚

## ◎ 宝宝小样

顶臀长19厘米，体重350克。脑部迅速生长，皮肤更加红润，并且有汗腺，手指长出软指甲。

## 孕期性生活

都说怀孕的女人是最美丽的，深爱着妈妈的爸爸每天都想抱抱亲亲美丽的妈妈，还渴望到妈妈的身体里看看小宝宝。

但是孕期性生活可不能像以前那样随心所欲了！孕期性生活与胎儿优生的关系是十分密切的。

### 孕初期（1~3月）

孕初期是胚胎初始发育的阶段。此时胎盘尚未形成，胚胎在子宫内扎根不牢，容易流产。所以，在怀孕的头3个月最好不要过性生活。尤其是婚后多年不孕和曾经有流产史的妇女，更应该禁欲。况且这几个月孕妈妈们多数时间在恶心呕吐中度过，爸爸们应该多关心抚慰妻子。

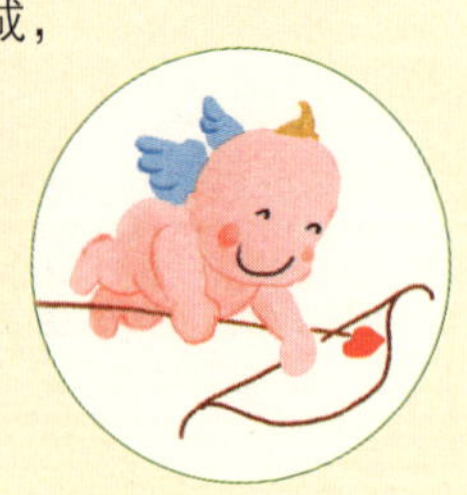

### 孕中期（4~6月）

孕中期子宫逐渐增大，羊水逐日增多，可以嘿咻嘿咻了，不过要注意节制次数，否则也有可能发生胎膜破裂、羊水流失的状况，影响胎儿的生长发育，严重时会造成死胎。年轻的爸爸妈妈一定要以小宝宝为首位哦！

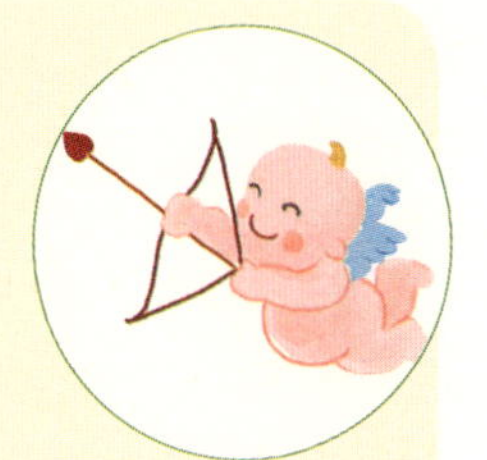

孕晚期（7~9月）

孕晚期肚子大的像座沙丘，爬上去谈何容易，这样的嘿咻实在太吃力了啦！况且孕晚期的性生活对妈妈和宝宝都是有危害的。特别是临产前1个月，性交带来的危害更明显，孕中期出现的各种不良情况在这一时期发生机会明显增多，羊水感染率、胎儿和新生儿的发病率、死亡率也会增高。如果分娩前3天嘿咻的话，20%会发生严重的产褥感染。多危险啊！还是和爸爸纯洁地谈谈恋爱好了。

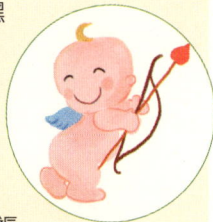

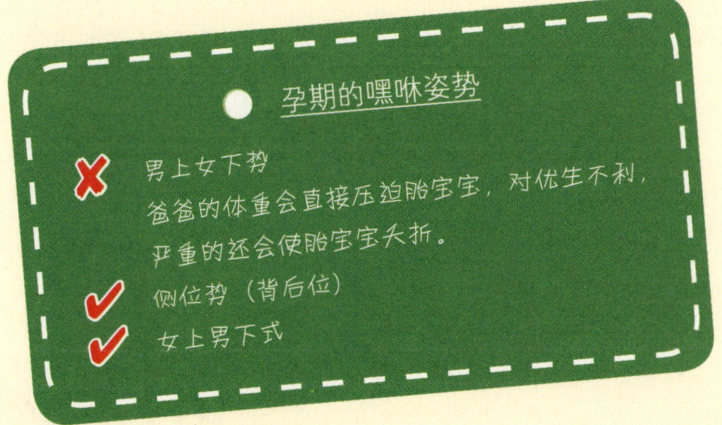

孕期的嘿咻姿势
男上女下势
爸爸的体重会直接压迫胎宝宝，对优生不利，
严重的还会使胎宝宝夭折。
侧位势（背后位）
女上男下式


## F 睡眠

孕妇睡眠的状态和新生儿很接近，熟睡时间减少，浅睡时间增加。

在浅睡状态下，能够因周围环境的变化而轻易醒来。睡一整夜的孕妇和睡一整夜的婴儿一样少见。

造成夜间频频醒来的主要原因是尿频，部分孕妇还会因为腿抽筋、后背疼痛、经常做梦等原因在半夜醒来。

从孕中期开始，调皮的宝宝总是在妈妈睡觉的时候在肚子里“作秀”，胎宝宝会在肚子里坚持不懈地敲敲撞撞，吵醒妈妈陪他们玩耍。这样睡睡醒醒的状态虽然很苦恼，但可以帮助孕妈妈在不久的将来很好地适应在半夜起来照顾新生儿的生活。

## 保证睡眠质量

### 选择床上用品

1. 床铺：孕妇适宜睡木板床，铺上较厚的棉絮，如果睡床垫，要避免过软的。

2. 枕头：以平肩高为宜。枕头过高迫使颈部前屈而压迫颈动脉。颈动脉受阻会使大脑血流量降低而引起脑缺氧。

3. 棉被：理想的被褥是全棉布包裹棉絮。春秋选轻软的蚕丝被，冬天选厚实的羽绒被。

4. 被套被单：春秋选用高支全棉材质的床品，冬天选用厚棉绒布材质的床品，夏天选用藤制或草编凉席，应尽量避免使用化纤混纺织物做的床品，以防过敏。

5. 蚊帐：夏天卧室内不宜使用驱蚊产品，如蚊香、杀蚊剂等，使用蚊帐避蚊防风，并可吸附室内飘浮尘埃，过滤空气。

### 正确的睡姿

孕妈妈要养成左侧卧睡姿，将膝盖弯曲，因为在人体脊柱右前侧附近有一条下腔静脉和腹主动脉，采取左侧睡姿，笨重的子宫就不会压到这两条血管，有利于子宫胎盘的血流通畅。

多找几个枕头垫起身体，将枕头放在腹部下方，另外一个夹在两腿中间，这样会比较舒服。

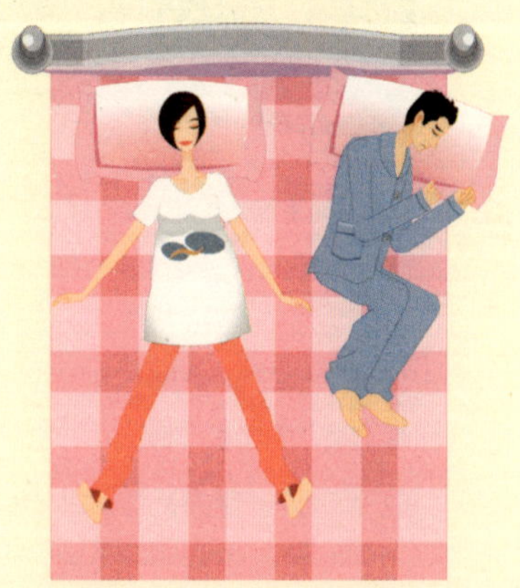

当然整夜保持左侧睡姿也是不可能的，那样会使左胳膊左腿麻痹酸痛，所以睡姿不必刻意固定，当醒来发现是右侧睡或者仰睡时，重新调整到左侧位就可以了。

### 保持平和的心态

白天情绪的起伏可能会影响晚间的睡眠。所以睡前可以看看书，听听轻音乐舒缓情绪，避免看情节跌宕起伏的小说或电视电影节目。

### 不要把工作带到床上

睡觉前两个小时要结束工作，夜间醒来也尽量避免想工作上的事情，如果你是一个工作狂的话，哪怕是想到工作的一星半点，也很有可能在半夜就要起床开工了。

### 睡前饮食

避免饮用含咖啡因的饮料，临睡前不要喝过多的水或汤，可以吃一点清淡的点心，如两片全麦吐司，再加一杯温牛奶，一杯菊花茶也能起到镇静安眠的作用。

### 睡眠好习惯

养成有规律的睡眠习惯，做到晚上在同一时间睡眠，早晨在同一时间起床，不要赖床。睡觉前不要做剧烈运动，按摩小腿预防抽筋，按摩脚心促进血液循环。午休小睡一小时或闭眼养神。

## 生动的梦境

怀孕后做的梦，内容比平常的梦境内容来得更紧张刺激、生动逼真。

很多孕妈妈说，怀孕时做的梦更接近现实生活，白天所忧虑的事情晚上都会在梦中被夸大展现。比如梦到老公有外遇，或者小宝宝长得很奇怪，当然这两点是孕妈妈最担心的问题，会在梦里出现也不奇怪。不过重要的是孕妈妈们要知道梦境不会预见未来，所以即使做了很糟糕的梦，也不必放在心上。

梦境让你了解自己心中隐藏的忧虑，所以应该把它告诉身边的家人和朋友，取得他们的宽慰和帮助。

# 孕23周 要买更多的衣服了

## ◎ 宝宝小样

身长20厘米，体重450 克。皮肤很薄而且皱巴巴的，几乎没有皮下脂肪。身体比例较为匀称。胎儿嘴唇、眉毛和眼睫毛清晰可见。视网膜形成，具备微弱的视觉。牙蕾开始发育。

## H 胸罩

当怀孕到第 4 个月的时候，大部分孕妇都必须得穿上孕妇专有的胸罩，而到第 6 个月时，罩杯的尺寸达到最大值，胸廓会有明显增大现象。此时该放松胸罩带，以免造成不适。市面上流行的钢丝胸罩会压迫乳房组织影响血液循环，所以不要购买此类产品。夜间睡眠，裸露的乳房摩擦内衣或床品让你感觉不适的话，可以戴上材质较轻的夜间型胸罩缓解胸部不适。

## I 孕妇装

进入稳定的孕中期，天气好的时候孕妈妈们可以逛逛孕妇时装店，给自己买上几件合适的衣服。

时尚简约的孕妇装款式可以塑造孕妈妈们白领丽人的形象，而典雅柔美

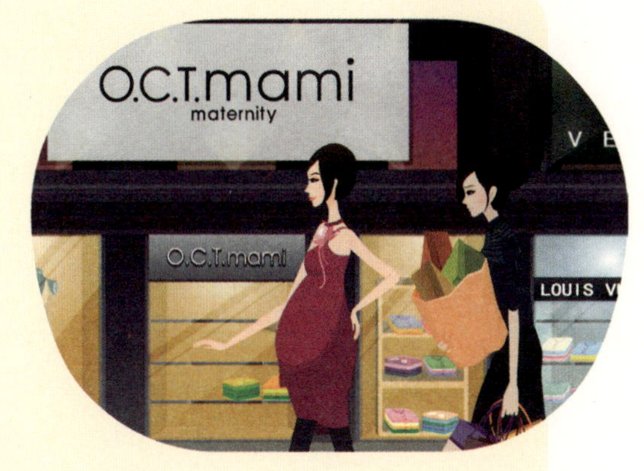


的款式可以烘托孕妈妈们无限的温柔气质。

大多数孕妇都希望通过孕妇装修饰日渐臃肿的身材，时尚孕妇装的设计师们也从款式、尺寸、颜色、面料等各个方面使孕妈妈们看起来更高更苗条一些。

也许孕初期你仍然想把自己塞进能显出玲珑曲线的时装里，但到了孕中期，这个愿望是无论如何也实现不的了。

舒适，是孕中期和孕晚期最优先被考虑的因素。所以在挑选时，即便腹部还不是很大，也要预想将来几个月的变化。另外，手臂、胸部、臀部也都将变粗变大，因此要选更宽松一些的尺码。

时装店模特身上都会有一个大肚子模型，可以请店员帮你戴上模型再试穿衣服，这样就可以更早看到孕晚期穿这件衣服时的样子了。

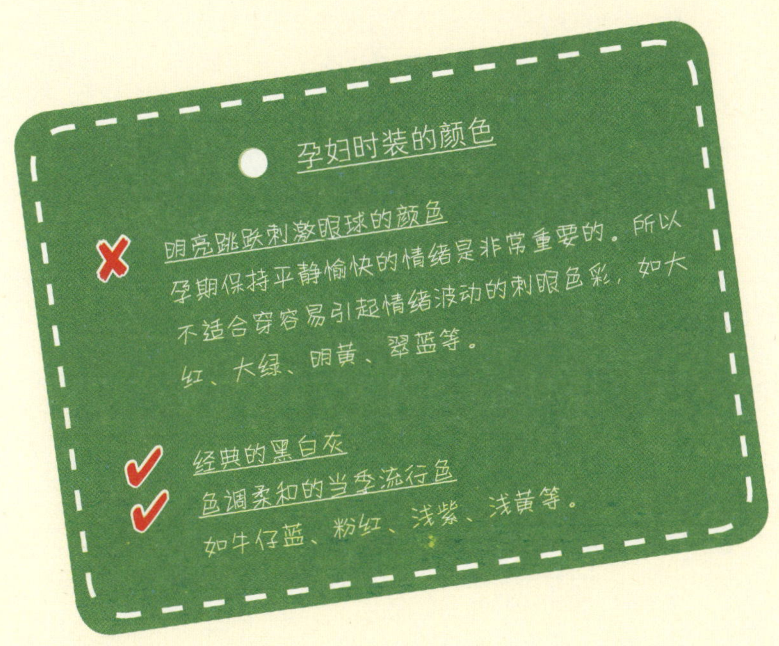

孕妇时装的颜色
明亮跳跃刺激眼球的颜色
孕期保持平静愉快的情绪是非常重要的。所以不适合穿容易引起情绪波动的刺眼色彩，如大红、大绿、明黄、翠蓝等。
经典的黑白灰
色调柔和的当季流行色
如牛仔蓝、粉红、浅紫、浅黄等。

## J 时尚配件

孕妇装通常不会设计得像时尚女装那么俏丽，不喜欢低调的美女妈妈们可以用颜色跳跃的饰品搭配点缀。

丝巾、首饰、包包、帽子，每一个亮点都会使你成为路人侧目的焦点。不要在身上点缀过多的装饰品，庞大的体型加上亮晶晶的饰品会让人感觉像是一棵圣诞树。

## K 袜子

短袜要买棉质或棉麻的。

冬天脚冷的孕妈妈可以买羊毛袜，天然材质的袜子才能让脚透气。

避免穿松紧带到膝盖的袜子，那可能会导致脚踝的浮肿。

冬天搭配裙子需要穿专门为孕妇设计的弹性连身裤袜，弹性好的裤袜腹围臀围部位整圈能轻松撑开，回缩性好，腰部有调节橡筋设计。材质有棉的，有全毛的，特别是里身经过拉绒处理的产品更具保暖性。

怀孕中、后期因为子宫越来越大而压迫到静脉血管，易引发静脉曲张。长久站立会导致末梢神经循环不良，所以工作须长久站立或喜爱逛街的孕妈妈，最好穿上特殊弹性设计的孕妇丝袜，以预防或减轻静脉曲张的症状。

孕妇丝袜一般有托腹、修饰及减轻腿部疲劳的功能，可支撑孕妇身体，并有加强修饰身材的效果。

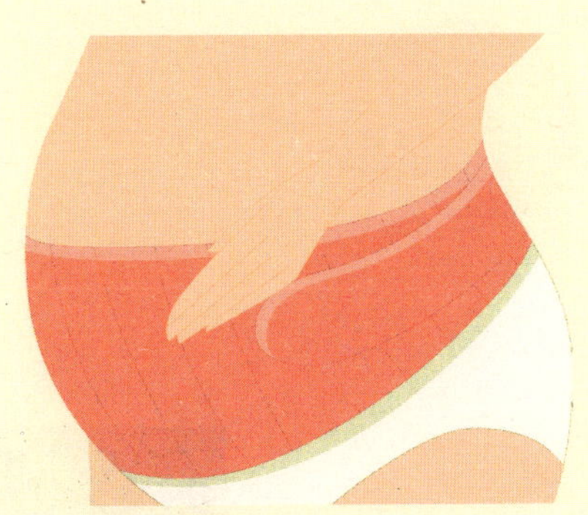

## L 托腹带

到了孕5月，大多数孕妈妈的肚子开始有了下坠感，脊椎骨经常不舒服。

这时可穿上托腹带，给腹壁一个外在的支撑。根据孕周数选用大小不同的托腹带，或选择实惠的均码托腹带，它弹性大，并能依腹部尺寸做调整。

托腹带有避免子宫下垂的功能，让子宫维持在适当的位置，对产妇来说格外有用。此外，也可减轻腹部对腰部和脊椎造成的负担、保持臀部的美丽曲线，托住腹中胎儿保护胎位。

选购时要注意是不是具备穿脱方便、吸汗、舒适、透气性佳、弹性好等特点。

# 孕24周 享受美食

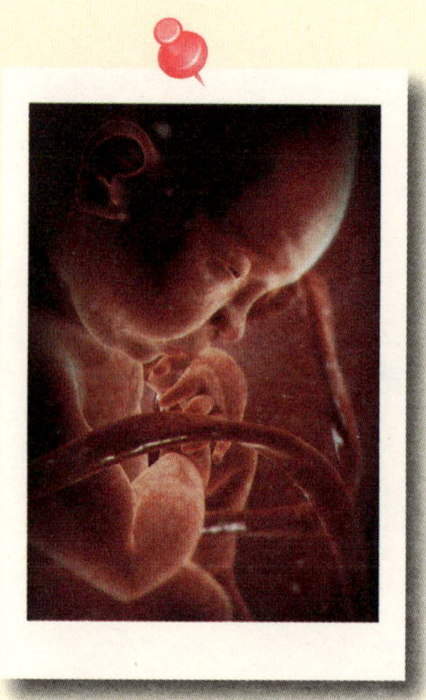

### ◎ 宝宝小样

体重600多克。听力已经完全形成，可以分辨不同的声音。

### 六大营养素

人体需要蛋白质、碳水化合物、脂肪、维生素、矿物质（主要指钙质和铁质）以及水分六种营养素。

孕期最重要的饮食原则就是如何均衡吸收获得六大营养素。通常，人体内的热量有15%～20%来自于蛋白质，50%～60%来自于碳水化合物， 20%～30%来自于脂肪，另外加上必须摄取的维生素和矿物质的含量。

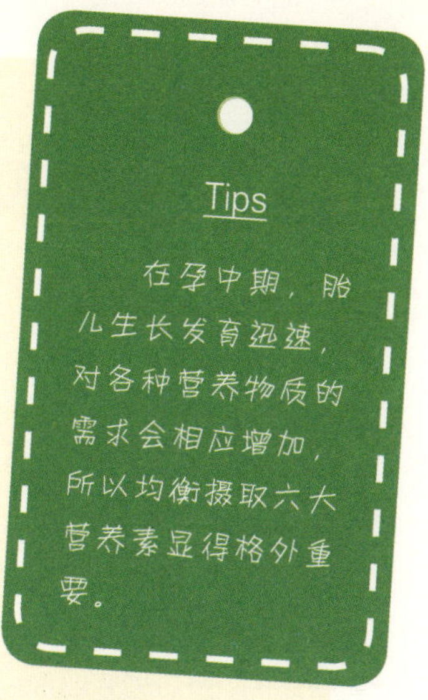

Tips
在孕中期，胎儿生长发育迅速，对各种营养物质的需求会相应增加，所以均衡摄取六大营养素显得格外重要。

### 蛋白质

胎儿所有组织与器官的成长，都是通过千千万万个蛋白质互相堆积，直到这些组织器官充分成熟为止。

蛋白质由许多微小的氨基酸组成，大部分氨基酸都可以在体内合成。有一些需要从食物中摄取的养分中产生，这一类氨基酸被称为必需氨基酸。

对含所有必需氨基酸的食物，称作完全蛋白质食物，例如我们非常熟悉的肉、鱼、家禽、蛋类以及乳制品。

而同样富含蛋白的蔬菜、全谷类、豆类这些植物源性的食物，因为只含有部分氨基酸，所以称作不完全蛋白质。

只有将不同蛋白质食物结合起来食用，才能摄取到全部的必需氨基酸。

孕妇每天如果能够均衡摄取三到四份五大类食物（肉、鱼、家禽、乳制品、蛋），就足够母体和胎儿的需要了。

### 碳水化合物

碳水化合物亦称糖类化合物，是自然界存在最多、分布最广的一类重要有机化合物。葡萄糖、蔗糖、淀粉和纤维素等都属于糖类化合物。

但是，不同糖分的营养价值是全然不同的。

营养价值最低的是单糖，极易被人体吸收，会造成血糖的迅速上升和下降。被人们熟悉的单糖有葡萄糖和蔗糖，它们是糖果、糖浆、糖衣等食品里的糖。在孕24周到孕28周之间，孕妇接受的糖筛选及葡萄糖耐量试验，饮用的就是葡萄糖。

营养价值较高的糖类是天然水果中富含的果糖和乳制品中的乳糖，这些糖分能够迅速提供人体所需的能量，却不会像单糖那样刺激胰岛素的分泌从而干扰人体的情绪。

对孕妇健康最有益的糖分是复合糖，也叫复合碳水化合物，俗称淀粉。淀粉最好的来源是意大利面、马铃薯、谷类、豆类和坚果。所以除了主食外，孕妈妈们可以多吃一些富含淀粉的食物作为零食或点心。

## 完全蛋白质的食物搭配

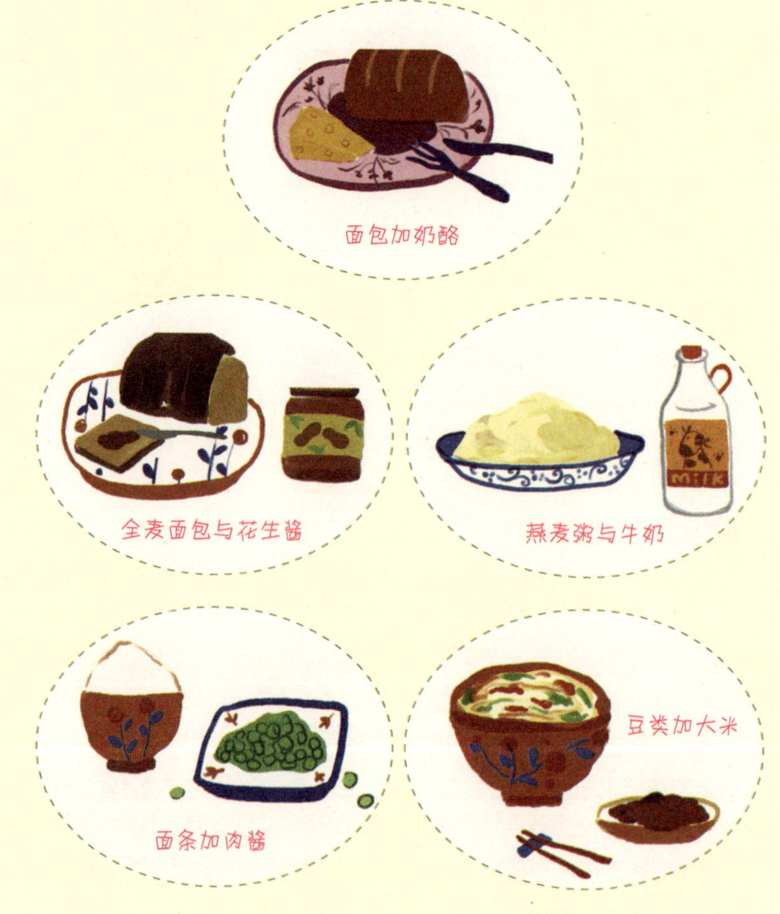
面包加奶酪
全麦面包与花生酱
燕麦粥与牛奶
MILK
面条加肉酱
豆类加大米

### 脂肪

脂肪除了能够提供孕妈妈充足的体力外，同时有助于胎儿脑和神经系统的形成和再生。所以孕期千万不能有减肥的念头，挑食厌食富含脂肪的食物。

但是要吃健康的脂肪，垃圾脂肪可千万不要吃哦！

富含脂肪且营养丰富的食物包括深海鱼类（鲑鱼、老虎斑、青斑、粉斑、多宝鱼、银枪鱼、黄鲫、小黄鱼、银鲳等）、坚果（榛子、松仁、板栗、开心果、葵花子、花生仁、核桃、芝麻等）以及大多数从蔬菜或种子中提炼的油脂（玉米油、茶油、橄榄油等）。

次之是乳类里的脂肪，而肉类脂肪营养是很低的。

还有比肉类脂肪更差的，就是经过加工的人工脂肪，所以在购买加工过的食品时，记得看看食品标签，如果写着已氢化，那么即使它口感非常美味，孕妈妈们也不要送进嘴巴哦!

### 维生素

孕妇维生素的摄取量要略高于常人，维生素包含在所有的天然食物里，所以只要不挑食，就不会缺乏维生素。

### 铁

铁是造血原料之一。孕妇每天的需铁量是常人的两倍。铁是供给胎儿血液和组织细胞的重要元素。胎儿除了摄取日益增长所需要的铁质之外，在妊娠最后3个月，还需要在肝脏中贮存一部分铁质。

轻度缺铁性贫血是妊娠期较常见的一种并发症。为了预防妊娠贫血，孕期必须吃足量的含铁食品。富含铁的食物有：动物的肝、心、肾、蛋黄、瘦肉、黑鲤鱼、虾、海带、紫菜、黑木耳、南瓜子、芝麻、黄豆、绿叶蔬菜等。富含维生素C的食品（如柑橘、草莓、青椒、奇异果等）能促进铁的吸收，所以如果将动、植物食品混合吃，铁的吸收率可以增加一倍。相反，像奶、咖啡、茶水会妨碍人体对铁质的吸收。因此饭后可以喝上一杯橙汁，把牛奶安排在两餐中间喝。

几乎所有的人都认为多吃菠菜可以补铁，婆婆们把菠菜可以补血挂在嘴上，隔三差五地给儿媳妇炒菠菜吃。虽然菠菜含铁量的确很高，但是同时富含的草酸却让人体无法吸收到铁质。

### 钙

孕期钙的需求量也是常人的两倍，胎儿的牙齿和骨骼需要吸收很多的钙质，如果母体摄入钙质不足，胎儿会从妈妈的骨骼里吸取，孕妈妈就会因此骨质流失而造成骨质疏松。所以从知道怀孕开始，每天坚持喝两杯牛奶，或者孕妇奶粉。如果在夏天，还可以多吃些富含钙质且热量少的酸奶，秋冬季节吃酸奶要记得慢慢饮用，以免冷饮伤及肠胃。

无机盐

盐分可以使体内保持更多的水分，烹饪可以选用无机盐或碘盐。

## 营养菜谱

### 茭白炒鸡蛋

此菜色泽黄白，味道鲜美，富含维生素A和钙质，营养丰富。核桃油的醇厚香味和健康营养，与茭白清淡的口感完美结合，非常适合孕妇食用。

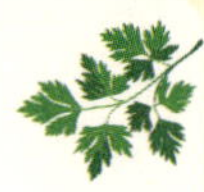

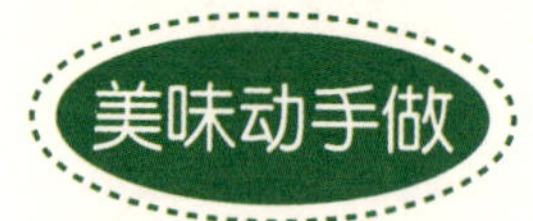


材料：

鸡蛋50克，茭白100克，核桃油10克，精盐、葱花、高汤各适量。

制作工艺：

1. 将茭白去皮，洗净。

2. 茭白切成丝。

3. 鸡蛋磕入碗内，加入精盐调匀。将核桃油放入锅中烧热，葱花爆锅，放入茭白丝翻炒几下，加入精盐及高汤，炒干汤汁，待熟后盛入盘内。

4. 另起锅放入核桃油烧热，倒入鸡蛋液，同时将炒过的茭白放入一同炒拌，待鸡蛋熟后装盘即可。

## 浓香牛骨汤

牛骨含有丰富钙质，对孕妇及胎儿都有益，怀孕后期是胎儿骨骼形成的时期，特别需要钙质，因此应常饮用牛骨汤。

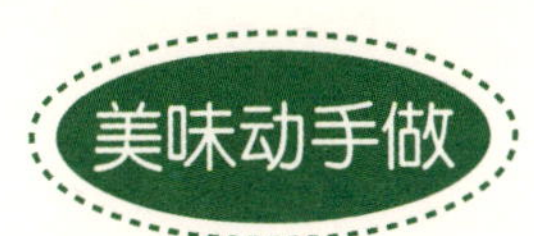


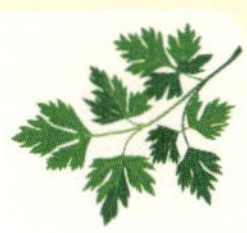

材料：

牛骨1000克，红萝卜500克，番茄、椰菜各200克，洋葱1个，黑胡椒5粒。辅料盐适量。

制作工艺：

1. 牛骨斩大块，洗净，放入开水中煮5分钟，捞出冲净。

2. 红萝卜去皮切块，番茄切成4块，椰菜切大块，洋葱去衣切块。

3. 烧热锅，下油1汤匙，慢火炒香洋葱，注入适量水煮开，加入各种材料煮3小时，下盐调味即成。

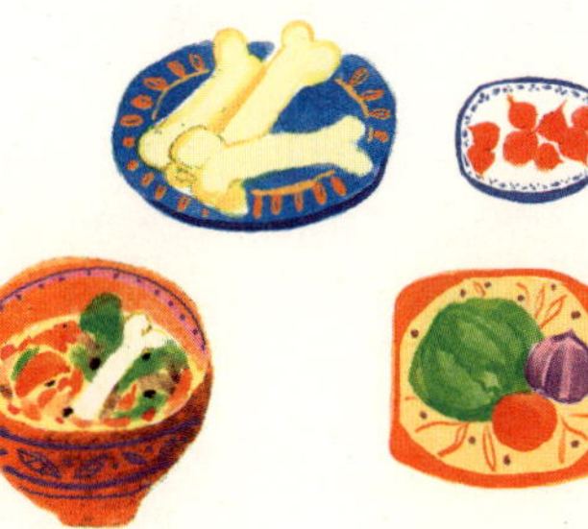

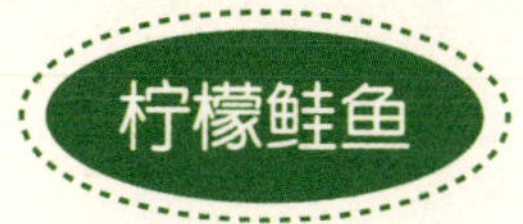

# 柠檬鲑鱼

材料：

鲑鱼300克，柠檬150克，盐少许。

制作工艺：

将鲑鱼用盐腌渍，放入烧热的锅中，用少许油煎熟，食用时淋上柠檬汁即可。

营养成分：

蛋白质60.6克，脂肪48.3克，糖12.5克，纤维0.2克。

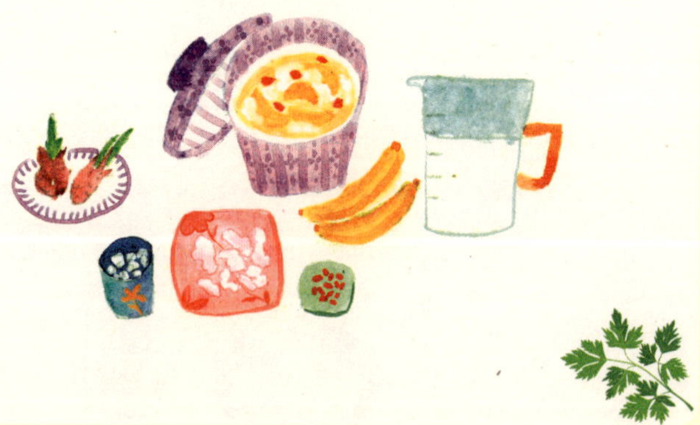

### 香蕉百合银耳汤

百合与银耳含丰富的矿物质元素，具有滋阴、温补、润肺的作用，香蕉含钾丰富，而且很利于消化吸收。此汤甜润可口，是养阴安胎、生津润肠的好汤。但由于含蔗糖较多，体重增加过多的孕妈妈不适合食用。

#### 美味动手做

材料：

干银耳15克，鲜百合 120克，香蕉两根，枸杞5克、冰糖80克，水3杯。

制作工艺：

1. 干银耳泡水两小时，加水3杯，入文火炖半小时取出备用。
2. 香蕉去皮，切成小片。
3. 将煮好的银耳、鲜百合、香蕉片、枸杞、冰糖放入炖盅中，炖半小时即可。

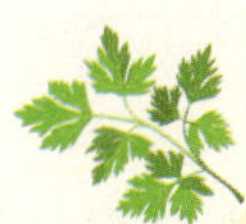

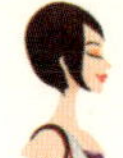

# 麻辣孕妈

## 找儿子买

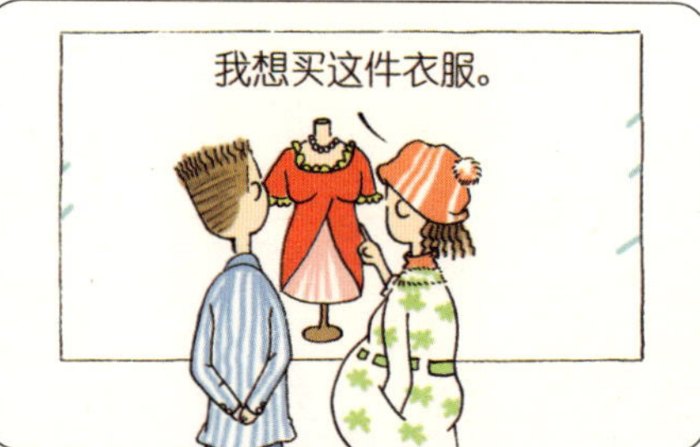
我想买这件衣服。

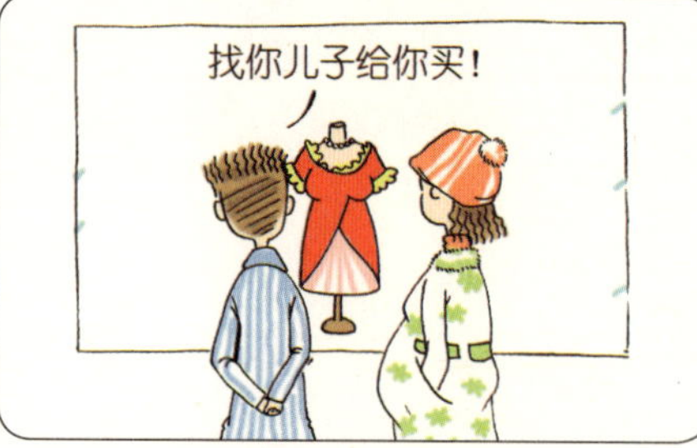
找你儿子给你买！

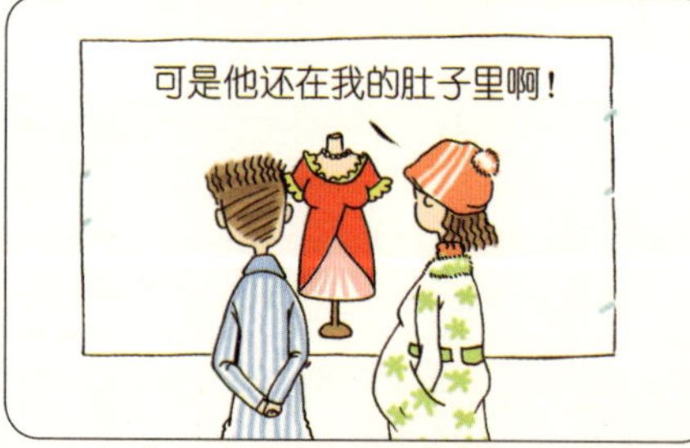
可是他还在我的肚子里啊！

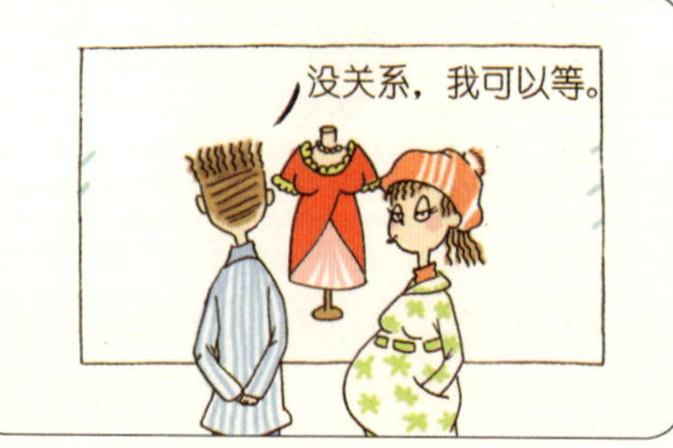
没关系，我可以等。

## 亲热一下

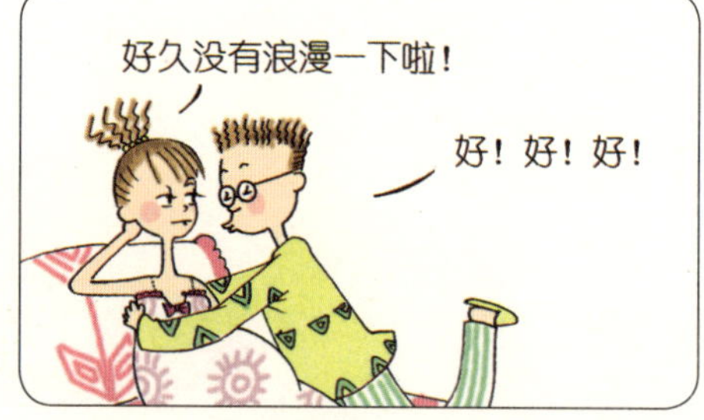
好久没有浪漫一下啦！
好！好！好！

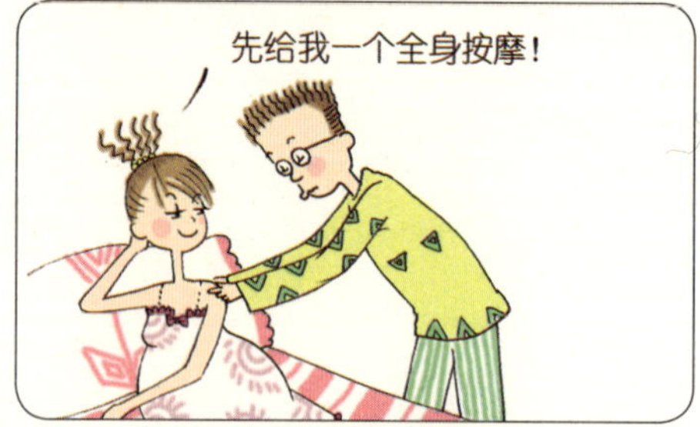
先给我一个全身按摩！

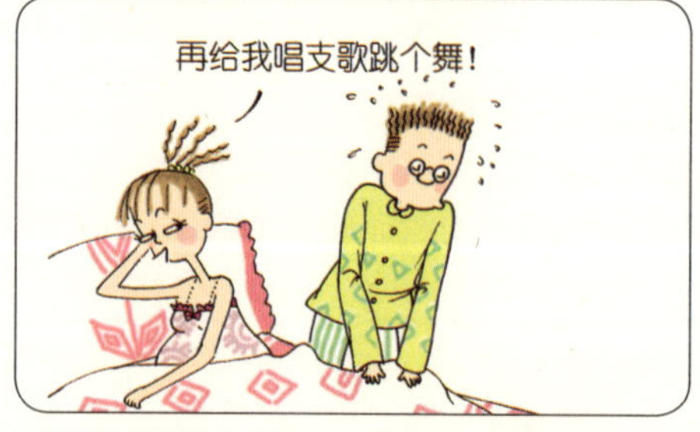
再给我唱支歌跳个舞！

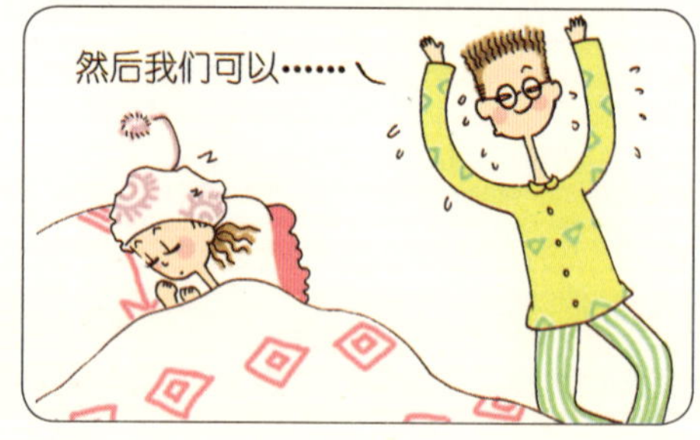
然后我们可以……

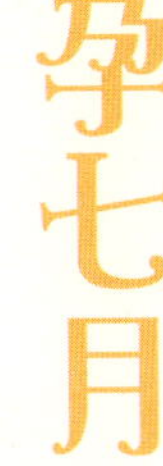

# 孕七月

安全：七月的孕妈妈身体会出现新的状况，宝宝也比以前更好动了，妈妈一定要注意自己和宝宝的安全。

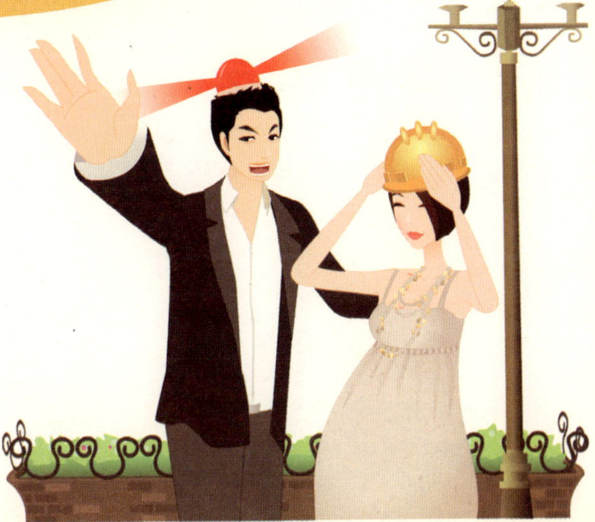

## 爸爸的话

杨柳树发芽了，柳絮飘飞，呢喃的燕子在两两地嬉笑打闹。亲爱的宝贝，爸爸想对你说：

“亲爱的宝宝，你在妈妈的肚子里健康地成长了6个多月了。妈妈很辛苦，随着你一天天的长大，她的行动越来越不方便了，而且调皮的你还喜欢在妈妈的肚子里练武术，妈妈时常要挨你的拳脚。但妈妈也是最幸福的，因为正是她孕育了你这个新的生命。”

“爸爸是最高兴的。你的到来将给我的身上增添一份责任，这份责任是爸爸最最愿意承担的。爸爸常用耳朵贴近妈妈的肚皮，认真地听你的动静，用心感受你的想法。爸爸常用手摸着妈妈的肚皮，开心地享受着你那有力而又有节奏的动作。而你似乎知道哪一只是爸爸的手，哪一只是妈妈的手，总是在轮到我抚摸的时候就害羞地停下来，你可真不够意思。”

“等你出生后，爸爸就为你建一个博客，记录你的成长，你说好不好？”

# 孕25周 身体的新状况

## ◎ 宝宝小样

体重570克。味蕾正在形成，会张嘴舔胎盘。第一次张开眼睛。练习呼吸，肺部长得更结实了。

## A 腿抽筋

在妊娠中后期，孕妈妈的腿要支撑起过重的体重，腿部肌肉负担增加。夜里睡觉时，腿部肌肉有时会抽筋、疼痛，医学上称为腓肠肌痉挛。

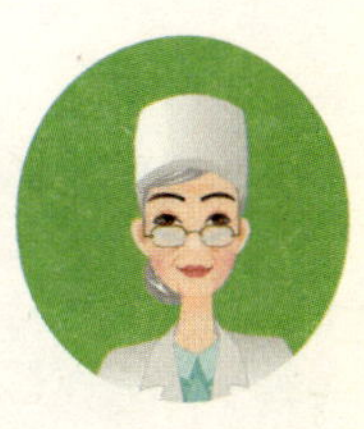

此现象多发生在妊娠后期，多在晚上、凌晨或睡觉期间发作。久坐、受寒及疲劳都会诱发。缺钙是引起小腿抽筋的最主要原因。

## 改善腿抽筋的方法

吃含钙丰富的食物。

服用钙片。

少吃食盐。

吃足量的蛋白质，有利于食物中钙的吸收。

尽量少吃腌制、加工的食物。

多晒太阳，增强人体对钙的吸收。

发生抽筋时，立即站在地面上蹬直小腿，或是坐着将腿蹬直在墙上，请老公将腿拉直并按摩小腿肌肉，即可缓解疼痛。

## b 尿失禁

进入妊娠24～32周，因子宫增大压迫膀胱，易引起尿失禁。盆底肌本来就弱的人更易发病，但大多数女性在产后，随着膀胱所受压力的消失，自然会得到改善。

尿失禁是一种非常令人尴尬的症状，最好从孕初期起就认真练习盆底肌运动。

盆底肌体操非常简单，在许多场合都可以进行。

首先将臀部肌肉用力，收缩肛门，坚持数到10 后，由口缓缓吐气，放松。平稳呼吸后，反复进行。10次为 1 组，1天做5组。

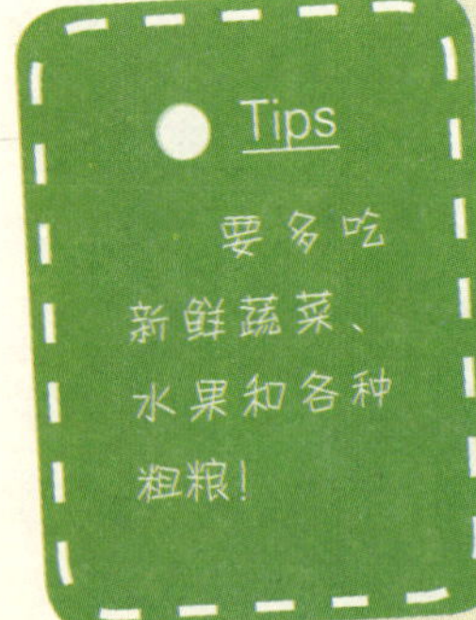


## c 痔疮

孕妇是痔疮的高发人群。痔疮严重影响正常生活和行动，个别的甚至会引起流产、早产或其他并发症。

## 预防痔疮

首先要养成良好的饮食习惯。

日常饮食中应多吃新鲜蔬菜水果，还有富含粗纤维的食物，如芹菜、韭菜、苦瓜、萝卜、小白菜等，也要多吃粗粮，如玉米、地瓜、小米等。这些食物能刺激肠蠕动，防止粪便在肠道内堆积。

同时应该注意不吃或少吃辛辣刺激的食物和调味品，还要养成多饮水的习惯，最好喝些淡盐水或蜂蜜水。

养成良好的排便习惯。

排便时间要相对固定。排便习惯一旦形成后，不要轻易改变，到排便的时间，即使无便意也要坚持如厕。每次时间不要超过10分钟。不要在厕所里看书看报，这样会增加腹压和肛门周围血流的压力，导致痔疮或加重痔疮。

适当进行体力活动和肛门保健。

孕妈妈应避免久坐不动，适量的体力活动可促进肠蠕动而增加食欲，防止便秘。每日早晚可做两次缩肛运动，有利于增强盆底肌肉的力量和肛门周围的血液循环，有利于排便和预防痔疮。

## 静脉曲张

下肢静脉曲张表现为脚部浮现蚯蚓般的脚筋或如蜘蛛网般的紫红色细丝状血管，轻者造成腿部疼痛酸麻，重者会出现血栓性静脉炎或静脉栓塞等危险情况。

孕期体重过重是造成静脉曲张的主要原因。

对大多数的人而言，静脉曲张会在生产后好转，逐渐恢复正常，所以不用太过惊慌。

孕期静脉曲张并不会造成孕妈妈及胎儿全身性循环系统的障碍。

## 预防静脉曲张的方法

每天适度温和的运动。

保持适当的体重。

不要提过重的物品。

在休息时将双腿抬高，帮助血液回流至心脏。

尽量避免长时间保持同一坐姿、站姿或双腿交叉压迫。

睡觉时尽量左侧躺。

穿渐进压力式医疗弹性袜。

# 孕26周 安全旅行

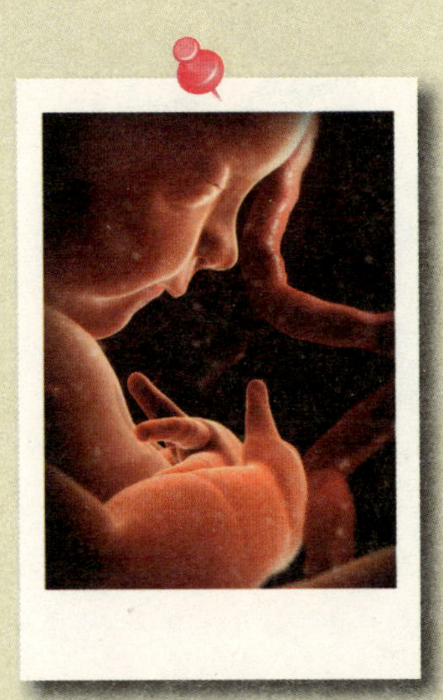

## ◎ 宝宝小样

顶臀长23厘米，体重910克。脊椎越来越坚固。10个手指已经形成，能握拳，还能用小手抓住小脚丫。此时已经能对外界的声音做出敏锐的反应，听到音乐会摆动身体。

## 孕期旅行

如果工作和家庭生活需要孕妈妈做一次长途旅行，事先一定要做好充分的准备。

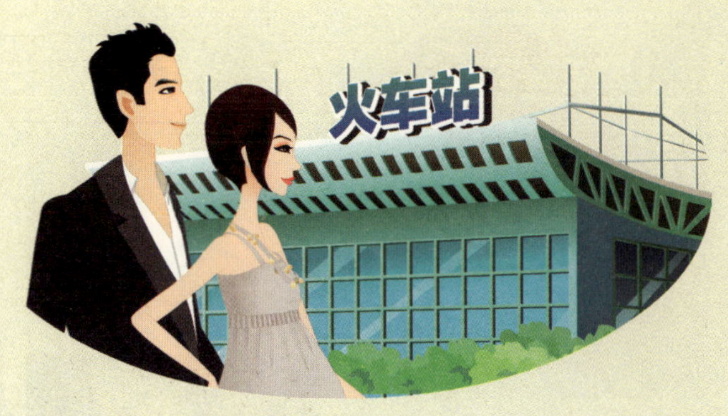


在决定出发前向妇产医生做一个咨询

向医生咨询自己的身体情况是否适宜旅行，旅行排期内有无将要进行的检测项目。

考虑预产期

孕中期（孕4～6月间）适合旅行，预产期前1个月最好不要外出旅行。

携带产检记录及突发事件联系人的联系方式

将产检记录及身体各项体检状况随身携带，另外将突发事件联系人的名单及联系方式放在行李里。

可口的零食

也许你到达的地方买不到你平时嗜好的零食，所以准备一点以备不时之需。

外伤药物、工具

如创可贴，瑞士军刀。

购买旅游保险

多带几件保暖的衣服

外出旅行一定要注意保暖，不要感冒生病。

# 孕27周 妈妈的白日梦

## ◎ 宝宝小样

体重900～1000克，全身长度38厘米，顶臀长25厘米。眼睛发育基本完毕，胎宝宝的眼睛已经可以张开。听觉神经系统已发育完全，对外界声音刺激反应更为明显。如果是女孩，可以看到突起的小阴唇。

## F 新的情绪变化

### 健忘

大大的肚子无时无刻不在提醒着准妈妈要将更多的注意力集中在胎宝宝身上，于是另外一些重要的事情就经常被遗忘。上周安排好的约会，到了这个星期已经不记得了；话讲了一半，忽然不知道接下来该说什么；一分钟前想做的事情，被同事一句话打断后就想不起来了……

以前那个精明能干的时尚白领怎么一下子变成糊里糊涂的老太太了呢！再这样下去，可是要影响工作质量的。

孕妈妈们一定要养成将一天的工作安排写在记事本上的习惯。

同样，家里的大小事情也不要嫌麻烦，写在纸上比记在脑子里要稳妥得多，因为现在你的大脑已经不再拥有像以前那样的好记性。

经常翻翻记事本，也许就不会忘记家人的生日，也不用多跑两趟超市才能买齐家里需要的东西了。

### 着急

预产期到了，现在已经进入百日倒计时了，心急的孕妈妈们开始迫不及待地想把手里的工作做完。因为到了孕8月和孕9月，体力就大不如今了。

所以这个月，在单位里，要开始和领导商量工作交接的事情，慢慢将工作内容移交给同事，让大家有一段充分的过渡期来适应。

在家里，不要逞强继续做所有的事情，把家务分配一些给老公，不放心的话可以在一旁指点，这样在产后的几周内，他就不会满屋子找不到他想要的东西了。

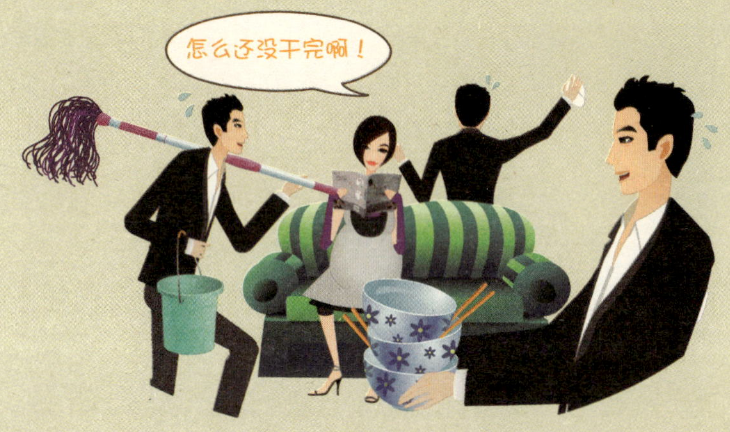


## G 工作状态

不要满负荷工作，避免过多的工作影响情绪，产生焦虑；

上班或出差的路上不要因为赶时间而奔跑追赶交通工具，事先安排好时间早点出门；

上班时间不要和有育儿经验的同事长时间交谈关于育儿的话题，影响双方的工作效率，把交流的时间安排在午休和周末；

提高工作效率，积极寻求同事的帮助，尽量不要加班，避免影响正常用餐和睡眠。

## H 装点办公环境

良好的办公环境有益身心健康，如果你一直是一位勤快收拾办公桌的孕妈妈，那现在可以再为办公桌增加一些小摆设。如果你是一个不拘小节的甩手掌柜，这会儿可真的要学会做贤妻良母了。文件、文具堆积如山的办公桌不但影响心情，而且藏污纳垢不方便清洁，很不利于健康。

肚子里的小宝宝可是会有样学样，如果妈妈不爱卫生，小宝宝出生后也许就是个小邋遢呢！

### 时尚又实用的桌面摆设

8杯水饮水机

每天要记得喝8杯水，这对于平常没有定量饮水习惯的孕妈妈们来说也不是一件一定能做到的事情。买一台时尚小巧的8杯水饮水机（水容量为2.5升）放在办公桌上，就可以随时喝到健康的水了。

电热保温碟

8杯水饮水机没有制冷加热功能，如果冬天想喝热水的话，你还需要买一个电热保温碟，长宽为11.5厘米的保温碟一点也不占地方，通上电源，一杯热水可以一直保温。

婴儿台历

经常看看漂亮宝宝的相片，肚子里的小家伙也会跟着爱美哦！买一本婴儿台历，既可以欣赏图片又可以记事备忘，一举两得。

绿色植物

在桌上养一盆绿色的小植物，经常浇浇水，看着它茁壮成长就像看到胎宝宝一天天在长大一样。

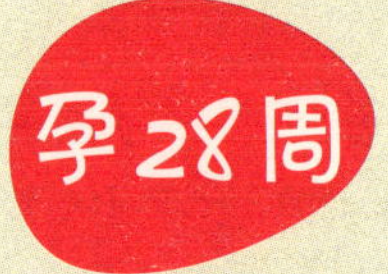

# 孕28周 笨拙的妈妈和活泼的宝宝

## ◎ 宝宝小样

体重1000～1400克，顶臀长26厘米。胎儿形成自己的睡眠周期。有时候会吸吮自己的手指。大脑活动非常活跃，脑组织快速增生。

## 1 准妈妈的新变化

进入28周，准妈妈开始有了一些新的烦恼。

要及时发现身体的新变化，因为有些是正常的妊娠反应，而有些却是疾病的征兆。

### 肿 胀

身体会随着妊娠月份的增长而出现浮肿，表现在脸部、手、腿及脚部。正常的脸部肿胀发生在清晨醒来时，特别是眼睑处最为明显。当脸部的水分因为地心引力排掉后，脸部也就会恢复正常。如果脸部肿胀伴随体重迅速增长就需要及时就医了。同样，水分还会滞留在四肢，以下肢最为明显，增大的子宫减缓了腿部的血液循环，腿肿了，脚胖了，看上去一下子肥了好多。

正常的肿胀

腿部及脚踝部的肿胀，通过抬高脚部可以减轻；

体重随孕期正常增加；

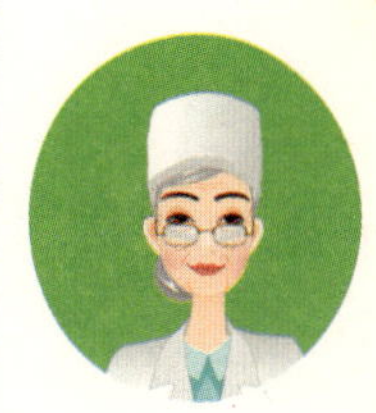

血压正常；

尿检没有出现蛋白尿。

不正常的肿胀

腿部过度肿胀，指压会有明显凹痕，清晨醒来腿部肿胀仍未减轻；

血压增高；

尿检出现蛋白尿；

身体感觉不舒服。

浮肿并伴有高血压和蛋白尿，以往称作妊娠高血压综合征，现称为妊娠期高血压疾病。需及时就医治疗，多卧床休息，抬高下肢，左侧卧位睡姿，改善胎盘血液供应，减轻浮肿，同时适当限制食盐。

## 笨拙感

身体越来越沉，关节韧带还在逐渐放松，加上脖子上顶着一颗健忘的脑袋，这足以让平时任何一位身手敏捷的美女变得呆呆笨笨的。

总是很容易被东西绊倒，走平地也会扭了脚踝，明明拿住的东西一不留神就掉在了地上。

没有办法，因为韧带的松弛让你的双脚和双手暂时失去了灵敏度。

所以，这时在陌生的环境要格外当心，尤其逛马路的时候不要再好奇地东张西望了，老老实实地看着地走路。

## 胃灼热

孕后期的胃灼热是因为成长的子宫向上的压力造成的。因此睡觉的时候要尽量把自己的身体垫高，少食多餐，就餐后不要瘫在沙发上，保持身体直立姿势，出去散散步帮助消食。

### 便秘

孕中期开始就会有便秘的现象，那是因为身体需要更多的水分，所以吸收了肠子里的水分，使得排泄物变得干燥，到了孕后期加上子宫挤压肠子，便秘现象会加重。因此一定要及时定量喝水，多吃粗纤维食物和新鲜蔬果。

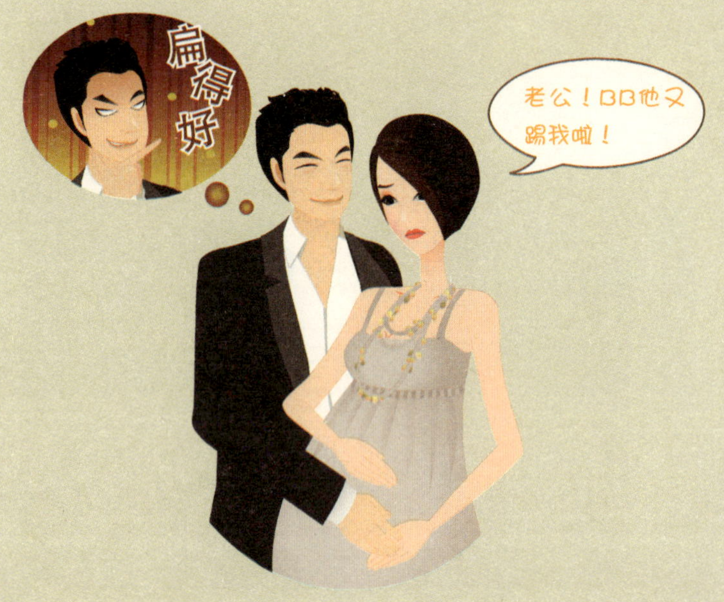


## J 胎宝宝的新动作

### 宝宝打嗝

胎动比以往多了些变化，这可能就是胎儿在打嗝呢。腹部偶尔会出现一阵短暂的痉挛，你会摸到硬硬的一块小东西，就像摸到了实实在在的宝宝。

### 胎动

孕7月，通常是胎宝宝胎动最活跃的时期，尤其在夜间，胎宝宝的表演欲非常强烈。

## 胎动异常的原因

胎盘功能不佳

胎盘供给胎儿的氧气不足，胎动会减缓。

脐带绕颈

胎宝宝可以在羊水内自由地活动，会发生脐带绕颈的情况，虽然脐带绕颈很常见，但如果缠绕得太紧就会造成宝宝缺氧，胎动减少，甚至死亡。

胎盘剥离

这种情况发生时一般会伴随母体剧烈腹痛、大量阴道出血和宝宝心跳减速，通常较容易发生在有高血压病史，或腹部遭外力撞击的孕妇身上。

孕妇发烧

孕妇体温持续超过38℃以上，身体血流量增加，子宫和胎盘的血流量减少，胎儿也会变得少动。

吸烟或服用镇定剂

会导致胎宝宝活动力减低。

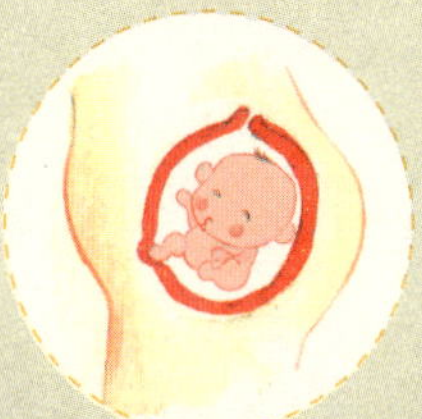

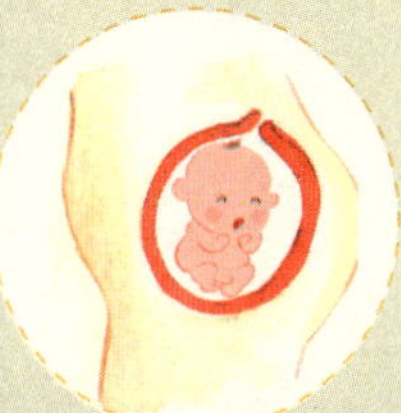

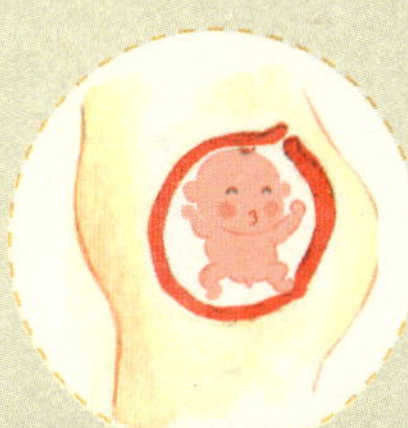

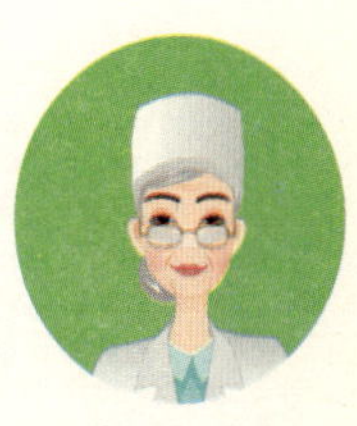

从孕30周开始，就要开始每天定时记录胎动。胎动是用来了解宝宝健康状况的最简易方法，特别是高危妊娠孕妇，要随时注意胎动异常。不过胎儿的活动频率和力度并不完全和他们的健康有关，更多是因为他们的性格。

测量胎动DIY

自孕30周起，每天晚餐后或睡前，左侧卧平躺，放松身体，记录1小时内胎动次数。若每小时胎动小于3次，或胎动减少50%以上，应及时到医院就诊。

计算固定时间内的胎动次数

每天早上、中午、晚上在固定的1小时内测量胎动次数，若平均每小时少于3次，表示可能异常。

## 胎动记录表

| 日/月 | | | | | | | | | | | | | | | | | | | |
|---|---|---|---|---|---|---|---|---|---|---|---|---|---|---|---|---|---|---|---|
| 孕周 | | | | | | | | | | | | | | | | | | | |
| 胎动 | 早 | | | | | | | | | | | | | | | | | | |
| | 中 | | | | | | | | | | | | | | | | | | |
| | 晚 | | | | | | | | | | | | | | | | | | |
| 日/月 | | | | | | | | | | | | | | | | | | | |
| 孕周 | | | | | | | | | | | | | | | | | | | |
| 胎动 | 早 | | | | | | | | | | | | | | | | | | |
| | 中 | | | | | | | | | | | | | | | | | | |
| | 晚 | | | | | | | | | | | | | | | | | | |
| 日/月 | | | | | | | | | | | | | | | | | | | |
| 孕周 | | | | | | | | | | | | | | | | | | | |
| 胎动 | 早 | | | | | | | | | | | | | | | | | | |
| | 中 | | | | | | | | | | | | | | | | | | |
| | 晚 | | | | | | | | | | | | | | | | | | |

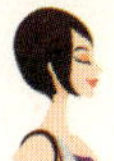

# 麻辣孕妈

## 猜体重

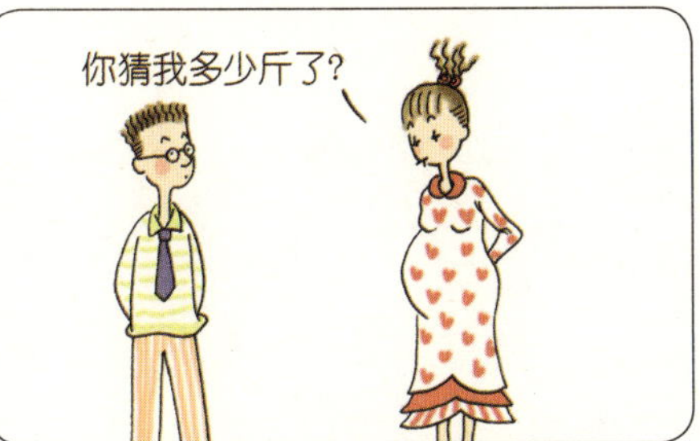
你猜我多少斤了？

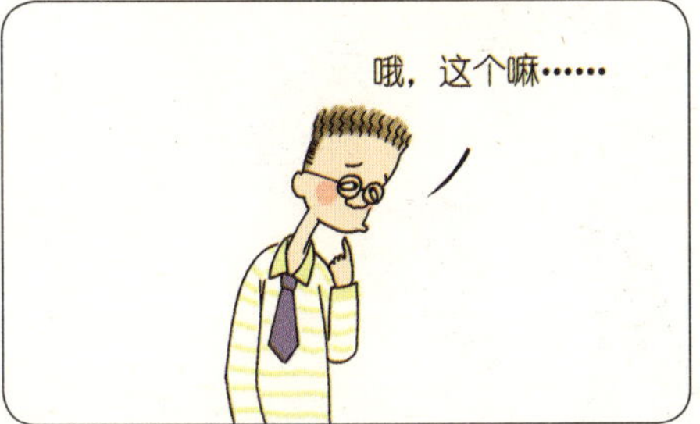
哦，这个嘛……

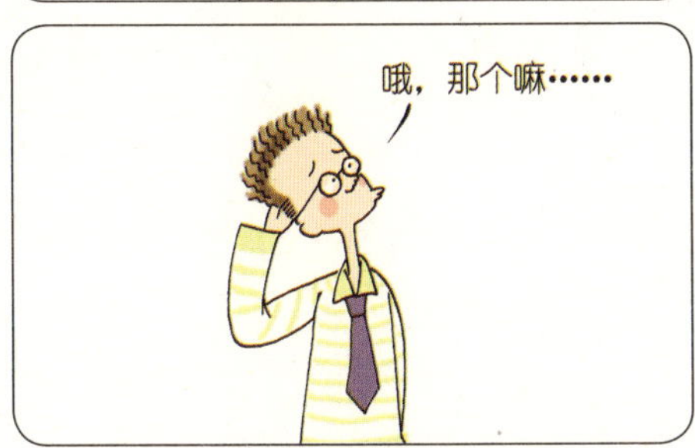
哦，那个嘛……

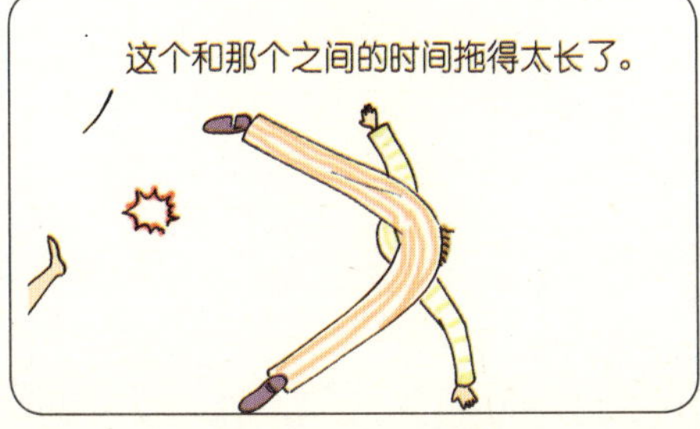
这个和那个之间的时间拖得太长了。

## 圣诞节

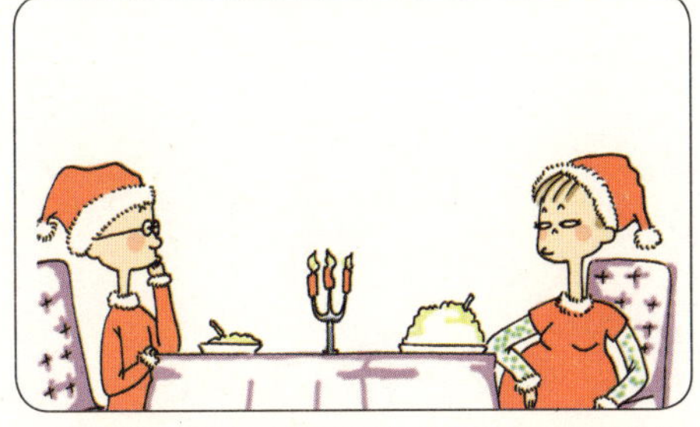

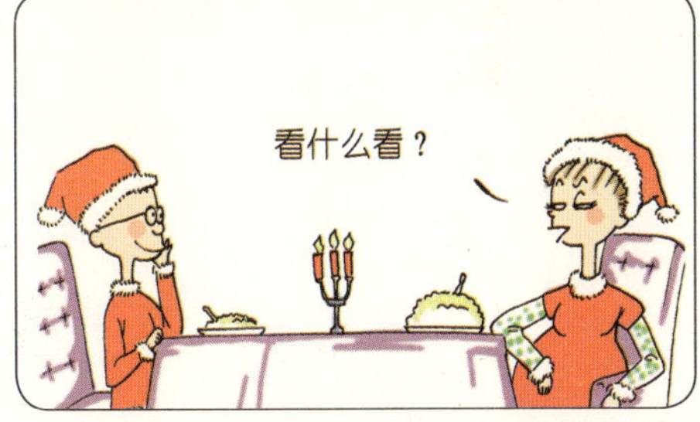
看什么看？

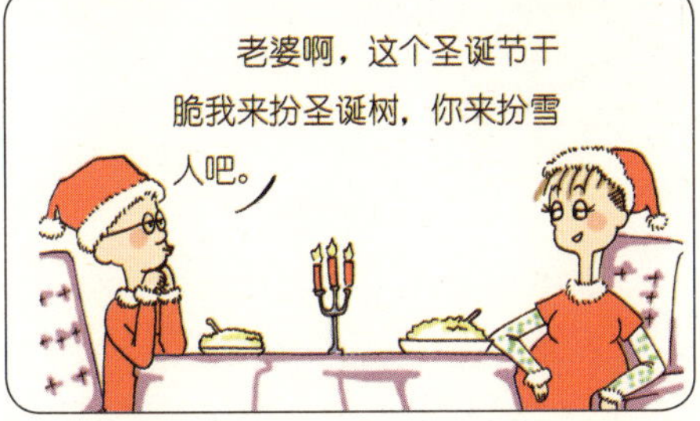
老婆啊，这个圣诞节干脆我来扮圣诞树，你来扮雪人吧。

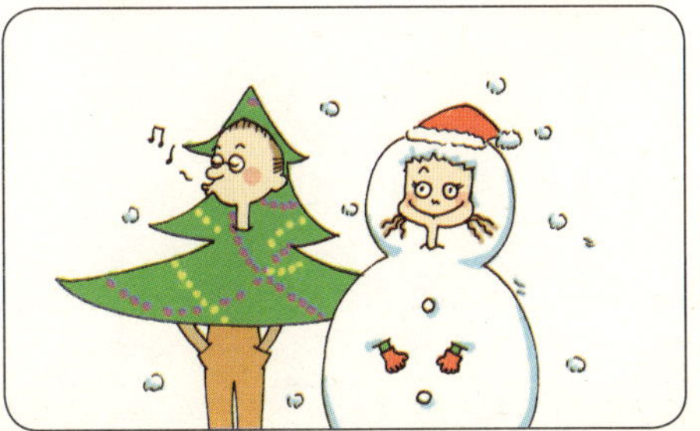

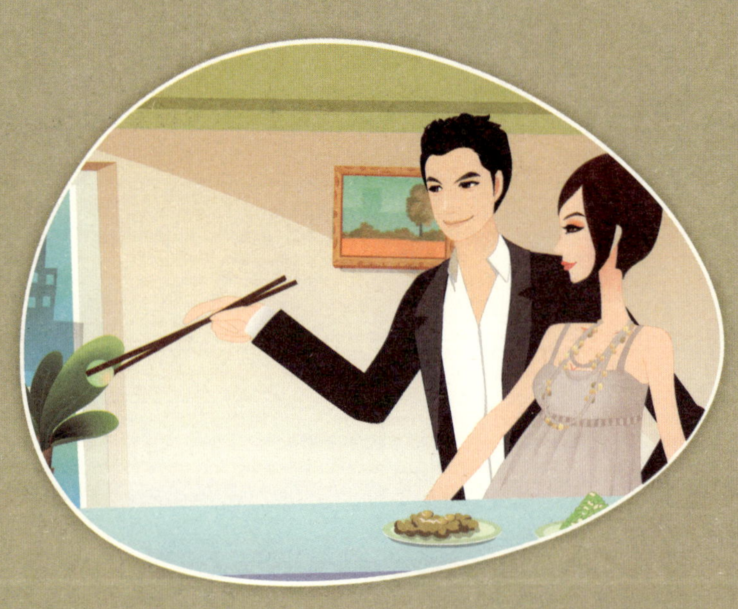

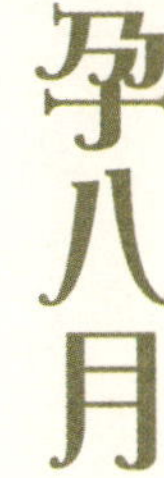


调节：多吃健康的瓜果蔬菜，多做产前训练，多和宝宝沟通交流，调节身心，为分娩做准备。如果生病了，一定要去医院哦。

## 孕29周：为分娩做准备

A 选择医院 B 产前训练 C 盆底肌肉训练

D 孕妇课程 E 早期宫缩

## 孕30周：让宝宝认识爸爸

F 胎教对话 G 家庭DV摄像

## 孕31周：水果大餐

H 适宜吃的水果 I 不宜吃的水果 J 补钙

## 孕32周：感冒了，不必紧张

K 孕期疾病及用药需知

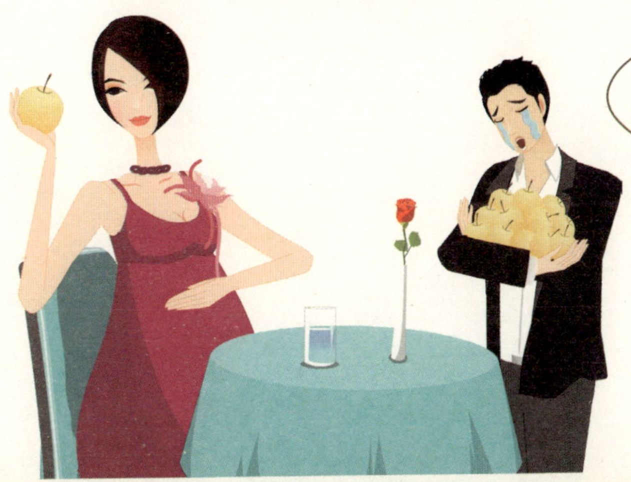

## 我梦到了你

身材变形得连自己都不能相认了，全家开始打开橙色预警一级戒备，开始计划如何在第一时间冲进预订的医院。随着宝宝的即将降临，对宝宝的思念越发强烈。从怀孕的第一天起，我就在心里默默地思念着宝宝。这种思念是甜蜜而惆怅的。我做梦了，梦到了宝宝，他（她）挥舞握着的小拳头，哇哇哭着来到这个世界，我仔细端详宝宝。宝宝的模样似曾相识，在妈妈模糊的记忆里，在妈妈无边的想象里，妈妈一定见过你。

梦在延续……

我的目光有些贪婪，生怕漏掉宝宝脸上每一个生动的细节，错过了宝宝成长中的每一道风景。我长久地看着你，仿佛在欣赏一件稀世的珍宝。我轻轻地抱着你，好像捧着一朵娇嫩的花，一滴纯净的水，一个完整的世界。你是父母的爱，妈妈百读不厌。读你的时候，妈妈忘记了流动的时间，飞旋的地球。

那一刻因为你，世界是幸福和宁静的。

# 孕29周 为分娩做准备

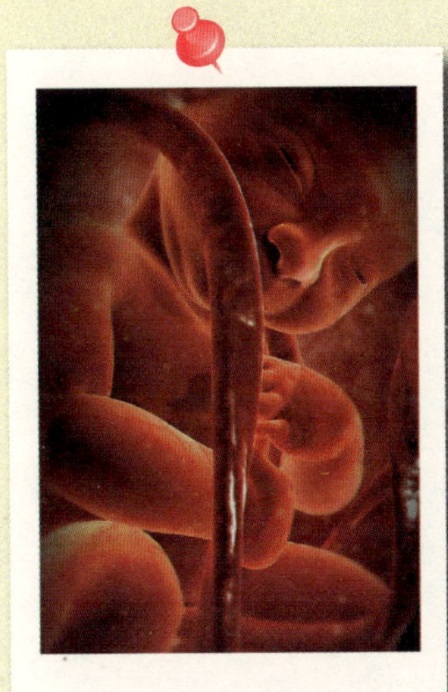

## ◎ 宝宝小样

体重1300克，顶臀长26～27厘米，全身长43厘米。皮下脂肪初步形成，看起来更胖了一些。对光源已经有了反应，如果光亮透过子宫壁照射进来，胎宝宝会把眼睛睁开寻找光源。颅骨非常柔软，出现更多的大脑沟回，大脑功能相当完善，能控制呼吸，具有初步思维、感觉和记忆能力。

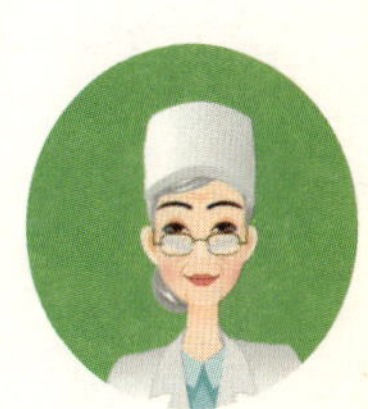

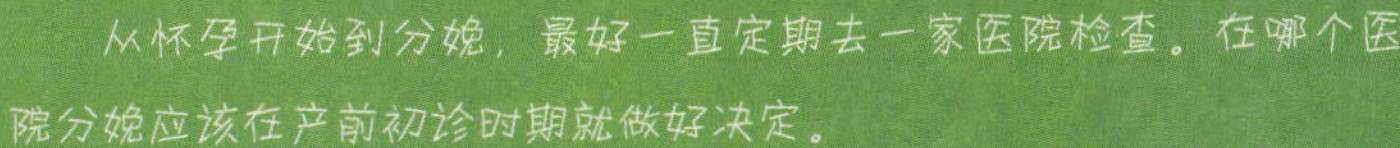

从怀孕开始到分娩，最好一直定期去一家医院检查。在哪个医院分娩应该在产前初诊时期就做好决定。

通过口碑等级、提倡的分娩方法、是否提倡母婴同室、母乳喂养、新生儿服务以及离家的距离等要点来考量挑选最适合的分娩医院。

## A 选择医院

第一次生孩子对于大多数女人来说，都应该是一生中最重要的时刻。对于陌生的第一次，找一家值得托付信任、能让母子平安的分娩医院显得格外重要。

### 口碑等级

医院的口碑等级，在一个城市里可能是人所共知的。像北京妇产医院、北京市妇幼保健院（三级甲等）、北京玛丽妇婴医院、上海市红房子妇产科医院（三级甲等）、上海市第一妇婴保健院（三级甲等）、中国福利会国际和平妇幼保健院（三级甲等）、广州市妇婴医院（三级甲等）、沈阳市妇婴医院（三级甲等）等。

但具体到医生的水平，也许很多人都不太清楚。医院入口处虽然挂着专家一览表可以让就诊者对医生的专长、资历略知一二，但像医德、经验、人品就无从得知了。

所以在选择前可以通过多种渠道收集有关信息。比如听听那些已经做妈妈的同事、亲戚，朋友的介绍，还可以上网查阅关于医院、专家的介绍，另外各大孕育网站上也会有很多妈妈们的推荐。

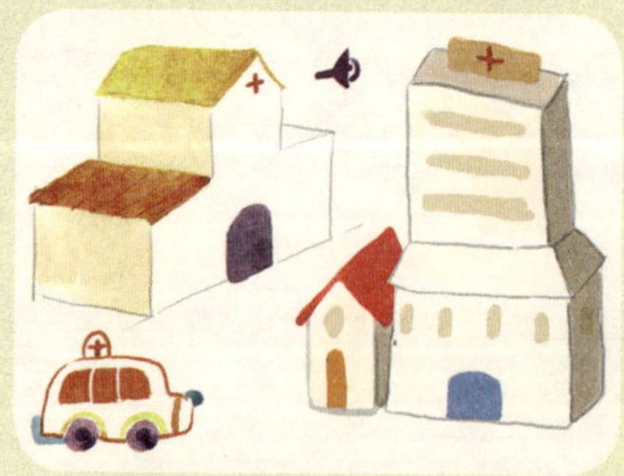

### 是否能自主选择分娩方法

正常的分娩方法分不用任何药物的自然分娩和进行麻醉的无痛分娩。

孕妈妈待产前通过综合检查后决定分娩方式，如果选择自然分娩，在分娩前应仔细咨询相关细节，如麻醉服务的相关规定，是否提供助产分娩（导乐陪伴），是否有家庭式分娩区（亲人陪伴分娩），是否可以摄影摄像等。

## 母婴分室还是母婴同室

### 母婴分室

孩子会被放在卫生的新生儿室，妈妈产后能得到较好的休息，但母婴缺乏亲密接触。

### 母婴同室

新生儿的作息方式会影响妈妈，但是妈妈和宝宝能随时保持亲密接触，还能观摩护士的动作，学到不少带孩子的方法。

## 是否倡导母乳喂养

在倡导母乳喂养的医院，医生和护士会鼓励新妈妈用母乳喂养婴儿，并给予哺乳方法和乳房按摩的指导。

## 是否有相关的新生儿服务

了解分娩过程是否提供胎心监控，是否提供新生儿游泳、按摩和抚触等服务以及新生儿的检查制度。

## 离家的距离

如果选择的医院太远，特别要提醒选择自然分娩的孕妈妈们，因为我们无法控制宝宝出生的时间，所以调皮的小家伙很可能会选择在夜间或者交通拥堵的上下班高峰时间出生。打不到车，或者堵在高架桥上寸步难行，这些将成为最大的隐患。同时医院太远也会给照顾产妇的家人带来不少困难。

## 医院收费

在考察了以上各要素后，不管选择怎样的医院，孕妈妈和家人首先要确保在这家医院能得到良好的生育服务，让宝宝健康顺利地来到这个美好的世界。至于其他配套设施服务要量力而行，理性消费。

## 公立医院或私立医院

### 公立医院

优点：成立时间较长，医疗设施和医护人员充足，儿科、内科、外科并设，能及时处理异常突发状况。

缺点：每次产前检查都会换医生，分娩主治医生也不能及早确定，产妇与医生之间很难建立信任的关系，很多人会觉得没有安全感。

另外公立医院看诊的人很多，不论是候诊还是化验、B超检查通常都需要很长的等候时间，和医生对话的时间较少。

不过现在很多公立医院都推出了VIP服务，选定的医生会从产前检查一直陪伴到分娩、产后恢复，而且每次随到随看，不需要排队等候。当然费用会高于普通门诊。

### 私立医院

优点：从最初检查到产后都是由一个医生负责，将近9个月的交往互动，让准妈妈有很好的安全感。医生工作时间可以持续到晚上，对职业女性来说十分方便。医院的各种软性服务很到位，比如提供独立诊室、星级标准的单人产房，宽敞私密的计生指导中心，甚至还有给照顾产妇的家人提供方便的厨房设备。

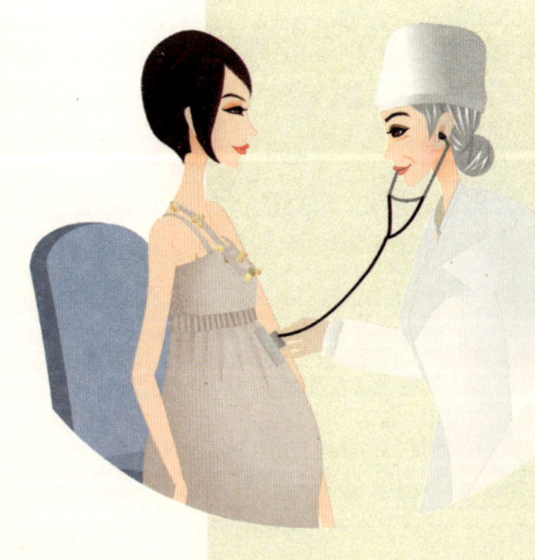

缺点：私立医院成立时间相对较短，如果遇到突发事故，无法像综合医院那样能及时采取抢救措施。

### 中外合资医院

优点：目前国内也成立了多家中外合资医院，拥有海内外医院管理专家小组；院士、教授组成的专家工作站；临床经验丰富的专家、博士、硕士等组成的人才梯队；高素质的医护队伍、营养师、健康督导师等复合型人才，能全方位满足宾客个性化需求。

缺点：此类医院收费都比较昂贵。

## 13 产前训练

经过孕期第2次B超检查，医生会告知孕妈妈是否适合运动。

多数孕妈妈可以进行适当的运动，不仅愉悦身心，而且对分娩很有帮助。但也有个别孕妈妈因为胎盘偏低、心脏疾病、肺部疾病、流产史、怀有多胎等原因不适合运动。

上身运动

两臂平举至肩部，肘部内屈并轻触肩头。继续上抬肘部与耳朵相碰，将整个肘部由后向前旋转两圈。该动作可以柔软肩部、颈部关节，消除肩颈部的疲劳。

双手在头后交叉，放松呼吸，将上身向左侧弯曲，当感觉肋下肌肉不能伸长时停止，再缓慢回复到原来的姿势。同样向右侧弯曲做上述动作。该动作伸展了肋部肌肉，能增强上身的柔韧性。

双手向前平直伸出，手掌相对交叉握紧，双臂屈肘向胸拉回，缓缓向头顶拉伸，手掌外翻向上，伸直手臂后，手掌分开，双臂缓缓向下放平，贴在大腿侧。

该动作可以锻炼手臂肌肉，柔软肩颈部关节，消除肩颈部的疲劳。

蹲姿练习

每天下蹲10次，每次1分钟，当需要打开冰箱下层，或者衣柜底部抽屉的时候都可以练习蹲姿，在办公室开计算机主机，或者插拔U盘也可以借机练习。

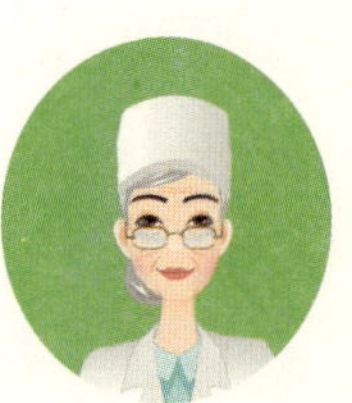

孕妇运动需因人而异，基本原则是运动时不感觉疲劳，不可大量出汗。

柔软体操和散步是孕晚期比较适合的选择，柔软体操能够提高神经系统和心肺功能，促进身体的新陈代谢。做操时间无需太长，动作要慢。

蹲姿练习可以强化腿部肌肉以及其他与分娩有关的肌肉。

### 腿部盘坐运动

盘腿而坐，挺直腰背，将两手轻轻置于膝上。每呼吸一次，手就向下按压一次，让膝盖尽量靠近地面。

该动作可以松弛腰关节，伸屈骨盆肌肉，在分娩时能帮助婴儿顺利通过产道。

## c 盆底肌肉训练

孕期锻炼，可以增强与分娩相关的肌肉和关节的力量，在分娩的时候对胎儿产生较大的推力。

下面介绍几种专为孕妈妈设计的有氧训练，一天花不了几分钟，但可以在分娩时少吃很多苦头哦！

### 凯格尔运动

凯格尔运动以洛杉矶医生阿诺德·凯格尔的名字命名，又称会阴收缩运动。

该运动可以强化所有泌尿生殖系统相关的肌肉。当孕妇准备分娩时，骨盆底部的肌肉会自然呈现比较松弛的状态，如果原本这里的肌肉就缺乏弹性，那么很可能会出现尿失禁。

凯格尔运动通过强化骨盆底部肌肉的弹性，不仅可以预防尿失禁，同时

自测一下，如果在排尿中途能够轻易快速地中断并停止排尿，这表示肌肉弹性很好。

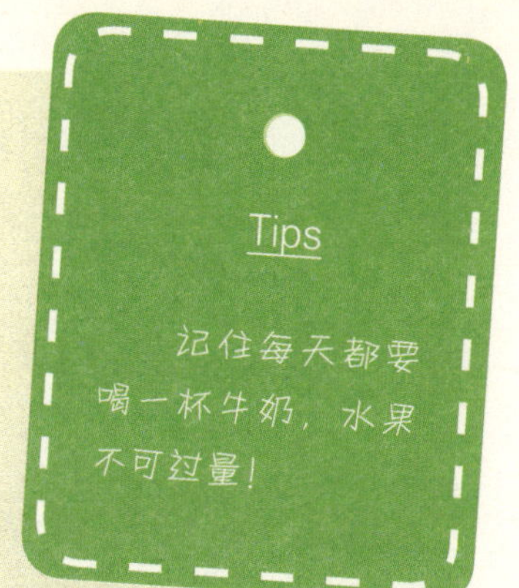

Tips
记住每天都要喝一杯牛奶，水果不可过量！

让分娩更顺利，避免阴道组织撕裂。

凯格尔运动有很多种形式，但每种形式都有两个部分，就是对肌肉的收缩和放松。

最简单的形式：排尿练习

在排尿时随意停止四五次。适合初学者，可以训练一小部分盆底肌肉。每天练习5次，收缩的时间停顿从5秒开始，然后根据自己的感受慢慢拉长时间，如果能坚持住20秒，那就相当棒了。当然，也可以在没有尿意的时候练习，办公或休息时都可以练。

最有趣的形式：上下电梯

将自己的骨盆到阴道的距离想象成是一幢8层楼大厦里的厢式电梯，关上电梯，然后按下每一层电梯的数字键，慢慢收缩自己的阴道肌肉，每到一层就停顿一秒，再继续上行，到了顶层再慢慢放松一层层下来。每天练习5次，坐着、站着、躺着都可以进行。

骨盆运动

双手双膝着地，边吸气边缩紧肛门。低头，后背向上拱成圆形。呼气放松舒缓肛门，缓慢仰起头部，面部朝向前方，保持重心前移的姿势，每呼吸一次做一次运动。该动作不仅可以松弛骨盆和腰部关节，还能柔软产道肌肉，强健下腹部肌肉。建议每天早晚各练习5次。

## 孕妇课程

孕妇课程分为保健指导课程、运动指导课程、营养测试指导三部分。

保健指导课程分孕中期保健、孕晚期保健（家庭自我监护、入院须知）、产褥期保健和产后计划生育及营养指导以及产时保健。

运动指导课程分孕期体操和产后形体修复。

营养测试指导在产前初诊时完成，孕期其他时间如果自觉需要可以到医院挂号营养门诊接受指导。

在产前初诊的医院缴费领取学员证，根据孕妈妈的孕期预约相关课程的时间，通常是在当地的妇女保健所或母婴健康促进中心听课。最好和亲近的家人一起听课，老公和妈妈是最合适的人选。

## 早期宫缩

在这个月里，经常会感觉到子宫在收缩，也许很多孕妈妈在上个月就体会到了这种感觉。

大多数人感觉肚子里有一块硬硬的，平躺一会儿就软下去了。

从孕3月起，子宫已经在收缩肌肉了，只不过还感觉不到。大部分孕妈妈会在第6个月或第7个月感觉到，这种收缩是很短暂的，没有疼痛，通常不会超过45秒。

第一次描述这种现象的医生叫布雷希氏，所以医学界把早期宫缩命名为布雷希氏收缩。

### 布雷希氏收缩的作用

布雷希氏收缩被认为是加强子宫的功能，有点像分娩前的热身运动。当子宫越来越大，收缩也会越来越频繁、越来越强烈，经过锻炼的子宫肌肉在分娩时才有足够的力气将婴儿推出。

记得在收缩发生时，练习放松，这将帮助你学会当经历分娩真正的收缩阵痛时如何放松、呼吸和正确用力。

# 孕30周 让宝宝认识爸爸

## ◎ 宝宝小样

体重1500克，身长44厘米。头部增大，骨髓取代肝脏的造血功能，肺部与肌肉继续发育。皮下脂肪增多，身体显得圆滚滚的。男孩的睾丸向阴囊下降，女孩的阴蒂已经突现。

## F 胎教对话

宝宝喜欢听妈妈唱歌，喜欢听爸爸讲故事！

孕妈妈温柔的女声和准爸爸低沉磁性的男声，可以刺激胎宝宝的听觉发育，也可以增进他们的舒适感。

胎宝宝在妈妈的肚子里便开始记忆爸爸妈妈的声音，当他们来到这个陌生的世界时，父母的声音会让他们感觉很安全。

准爸爸妈妈们每天都要抽点时间和肚子里的小宝宝说说话。

对着光溜溜的肚皮，又看不见小宝宝，该说些什么呢？

有关专家认为，胎教的内容将会引导婴儿具备该方面的能力或潜质。

所以如果父母喜欢唱歌，那么可以唱一些欢快的歌曲给宝宝听；如果喜欢朗诵，那就念儿歌，念古诗，讲故事；也可以将日常生活中看到听到的事

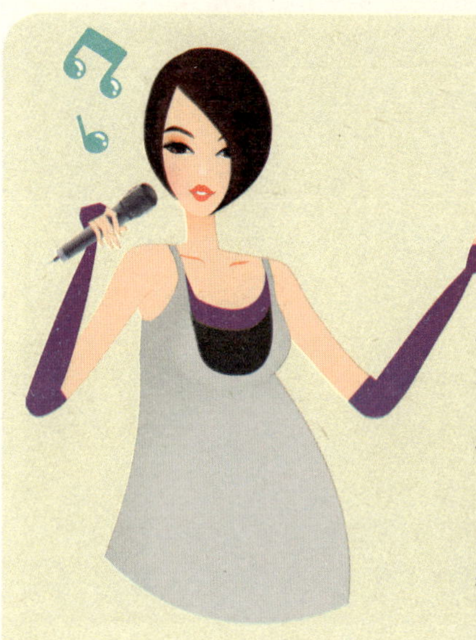

情说给宝宝听，就像随意聊天那样。简单的话语可以重复几遍，再观察胎宝宝的反映。

据说胎宝宝更喜欢父亲低沉浑厚的嗓音，所以忙碌的爸爸们也要坚持每天和小宝宝说话哦！

## G 家庭DV摄像

在进行胎教对话的时候，还可以用DV摄像机记录对话场景，因为胎宝宝会对父母的问题做出回应哦！

比如问胎宝宝："长大想做什么呀？"然后慢慢给出一个个选择答案，医生？律师？运动员？当说到某个职业时，宝宝用力踢了一脚，虽然可能是无意识的，但一定会让你们哈哈大笑！把这么有趣的瞬间一点点记录下来，当宝宝长大后，一家人一起看，一定会很有意思。

到了孕晚期，胎宝宝的动作会越来越多，力气也越来越大，一会儿小拳头顶上来，一会儿小脚丫踢一脚，一会儿小屁股翘一翘，这时可以在肚子上放一张纸，看小东西将纸踢飞，可真是太可乐了！

除了拍胎教和胎动，天气好的时候，准爸爸还可以带孕妈妈出去散步，在景色秀丽的公园或是小区里，拍摄下孕妈妈的美丽孕影，这也将是一段非常难得的记忆。

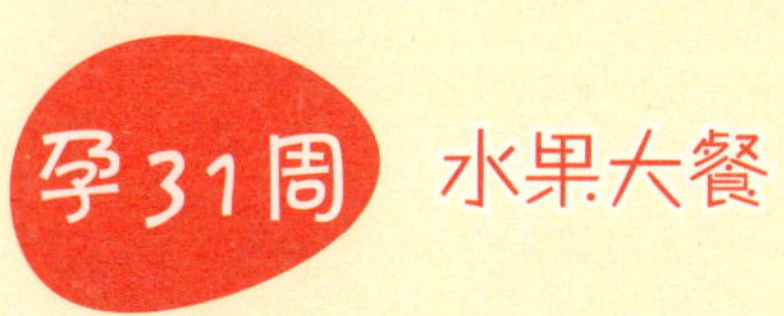

# 孕31周 水果大餐

## ◎ 宝宝小样

胎宝宝身长增长减慢，体重迅速增加，大约已经有1600克。在活跃时眼睑会张开，还能感受光源，甚至用手去触摸。

## H 适宜吃的水果

### 秋梨——清热降压

秋梨质脆多汁，清甜爽口。性甘寒微酸，有清热利尿、润喉降压、清心润肺、镇咳祛痰、止渴生津的作用，可治疗妊娠水肿及妊娠高血压。常吃炖熟的梨，能增加口中津液，防止口干唇燥。

### 柿子——润肺通便

柿子汁多味甘。每100克柿子含糖20克、蛋白质0.7克、脂肪0.1克、碘 49.7毫克，还富含多种维生素及钾、铁、钙、镁、磷等，其矿物质的含量超过苹果、梨、桃等水果。

柿子性寒，有清热、润肺、生津、止渴、镇咳、祛痰等功效，其营养及药用价值均适宜孕妇适量食用。不过柿子有涩味，收敛作用很强，容易引起大便干燥，所以不宜多食。

### 柑橘——富含维生素C

柑橘品种繁多，有甜橙、南橘、无核蜜橘、柚子等，各

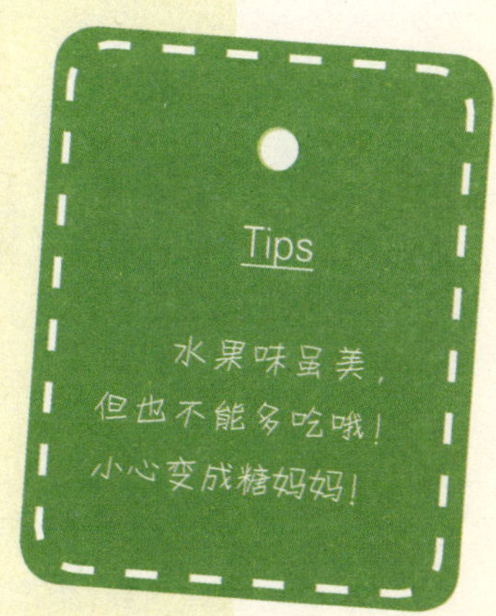

Tips
水果味虽美，
但也不能多吃哦！
小心变成糖妈妈！

个营养丰富。富含柠檬酸、氨基酸、碳水化合物、脂肪、多种维生素、钙、磷、铁等营养成分。

500克橘子含有维生素C250毫克，维生素A2.7毫克，维生素B1的含量居水果之冠。柑橘中所含的矿物质以钙为最高，磷的含量也超过大米。

柑橘的皮、核、络皆可入药，所以最好连果肉外的白色经络一起吃。

但柑橘食用过量容易引起燥热，使人上火。孕妈妈每天吃柑橘不应该超过3只，总重量在250克以内。

### 苹果——益智防哮喘

苹果不仅富含锌等微量元素，还富含脂质、碳水化合物、多种维生素等营养成分，尤其是细纤维含量高，有利于胎儿大脑皮层边缘部海马区的发育，有助于胎儿后天的记忆力。

有调查研究发现，女性在怀孕期间多吃苹果，可以降低孩子童年患哮喘的概率。

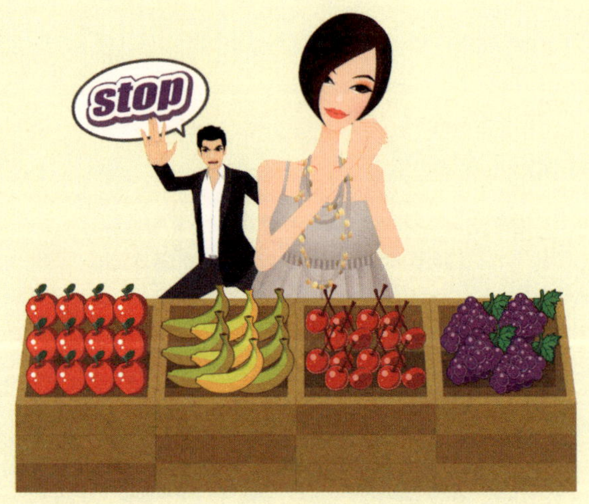


## 不宜吃的水果

### 桂圆

桂圆营养丰富，是上好的补品，但妊娠期间应该少吃或不吃。桂圆性温大热，而孕妇阴虚内热，吃桂圆会热上加热，造成大便干燥，口舌干燥，容易引发阴道出血、腹痛等先兆流产症状。

山楂

孕妇喜食酸甜果品，山楂酸甜可口，很多孕妇喜欢吃。但是山楂对子宫有一定的兴奋作用，会促使子宫收缩。大量食用山楂或山楂片等零食，容易导致流产。

杏

杏味酸，性大热，还有滑胎作用，为孕妇大忌，不宜食用。

还有其他一些水果，如荔枝易引起大便干燥；西瓜、白兰瓜、哈密瓜、桃子易引起腹泻；菠萝蜜、榴莲易引起食欲不振；新鲜杨梅易引起胃酸过多，均不宜过多食用。

## 补钙

孕后期胎儿体重迅速增加，胎动频繁。此时维生素及矿物质的补充不足会影响胎儿脑部的发育。除了应摄取足量的钙质供胎儿的成长所需外，还应注意补充如铁、铜、锌及维生素B6、B12。

钙是构成牙齿和骨骼的重要材料，胎宝宝所需要的钙要通过母体获得，胎宝宝会从母体吸收所需的钙量。所以如果母体缺钙没能得到及时补充，骨骼和牙齿就会疏松，引起腰痛、腿痛、手足抽搐及牙齿脱落等，严重者甚至会得骨质软化症，骨盆变形造成难产。而胎宝宝缺钙的话，会导致骨骼发育不良，引起先天性佝偻病。因此孕妈妈在孕晚期要注意多吃含钙丰富的食物，及时补充钙质。

补钙首先要从食物中获取。含钙较多且易吸收的食物有小鱼、虾米、牛奶、奶制品、芝麻酱、豆腐等。同时应进行适量户外活动，保证足够的阳光照射。

另外还可以根据医院处方，遵医嘱服用钙片加以补充。

Tips
除了食补和服用钙片，还要多晒太阳哦！

## 自己购买钙片要注意

1. 到正规药房购买，检查生产日期、有效期限以及批号，还应注意钙片的体积不宜过大，否则易造成对胃肠的不良刺激。

2. 有的钙剂服用后，因碱性太强会刺激胃部，如觉得肠胃不适要停止服用。

3. 服用后如感觉胃肠道胀气，大便不通、加重便秘，应停止服用或减少剂量。

补钙并非多多益善，选择钙制剂一要看含钙量高，二要看吸收率好。

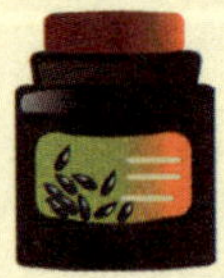
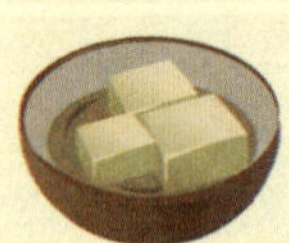
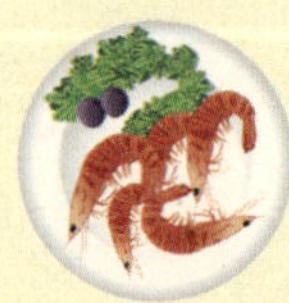

# 孕32周 感冒了，不必紧张

## ◎ 宝宝小样

身体和四肢继续长大，体重1700克，全身皮下脂肪更加丰富，皱纹越来越少。各个器官继续发育完善，肺和胃肠功能接近成熟，具备呼吸能力，能分泌消化液。胎动次数减少，开始倒立为出生做准备，小脚经常会踢到妈妈的胸腔。

## 孕期疾病及用药需知

### 感冒

怀孕期间，孕妈妈似乎特别容易感冒。尤其是在流感多发季节，一定要注意保暖，不要去人多聚集的地方。

如果是普通的非病毒性感冒，可以通过多喝白开水、保证充足睡眠、多吃水果和绿色蔬菜、注意保暖等方式来治疗。但如果得的是流行性感冒，并有发热等现象，就一定要及时就医对症下药，不能讳疾忌医，延误治疗时间。

### 妊娠期牙龈炎

妊娠期牙龈肿大在孕初期第3个月开始出现，到孕晚期第8个月达到高峰。平时要注意摄取足量的维生素C，早晚刷牙，饭后勤漱口。定期到牙科诊所检查牙齿。

### 妊娠期鼻炎

孕期鼻涕增多，鼻孔堵塞，严重者得用口呼吸。针对鼻塞、流涕症状，可使用少量滴鼻药，不过不能长期使用。若有脓性鼻涕，需就医咨询是否可使用抗生素。

### 流鼻血护理

在鼻内涂一些维生素E软膏。

平时不要用手指挖鼻孔，轻轻擤鼻子清理血块。

室内使用加湿器来提高空气湿度。

## 感冒食疗法

感冒后孕妈妈的胃口较差，肠胃消化能力减弱，应避免吃过于油腻的食物，多吃一些味道清淡的粥水，可以促进身体吸收营养。感冒时多喝药膳粥，有利身体恢复。

### 葱白粥

粳米50克，葱白2～3茎切段，冰糖适量，同煮成粥，热食。

### 葱豉汤

连须葱白30克，淡豆豉10克，生姜3片，加水500克煮沸，再加黄酒30克，热服，盖被取汗。

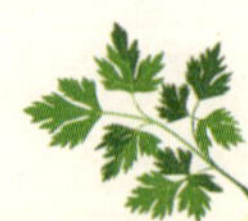

### 橘皮姜汁水

鲜橘皮30克（干橘皮15克），生姜片3片，加水3杯，煎成两杯，加红糖，热饮。

### 雪梨枇杷汁

枇杷叶10张切成丝，水两碗，煮沸过滤枇杷叶留汁待用。雪梨洗净，连皮切成小块，加冰糖和枇杷叶汁，隔水大火蒸沸改小火。可以改善风热咳嗽。

### 杭菊糖茶

杭白菊30克，冰糖适量，加开水浸泡，代茶饮。

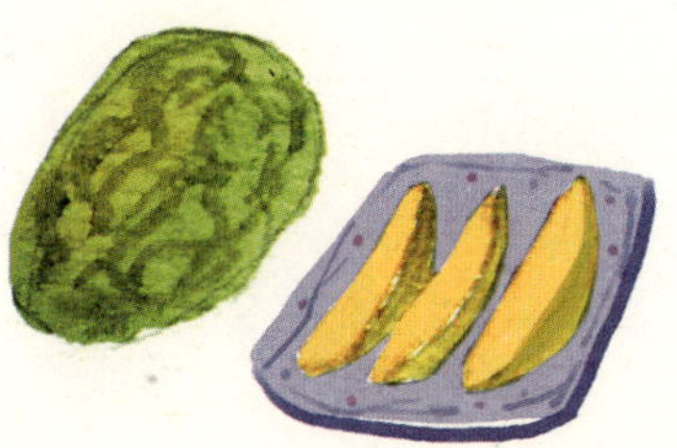

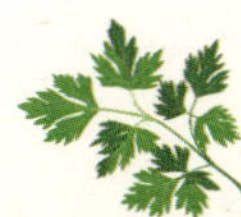

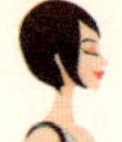

# 麻辣孕妈

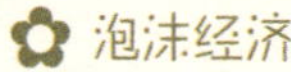

## 泡沫经济

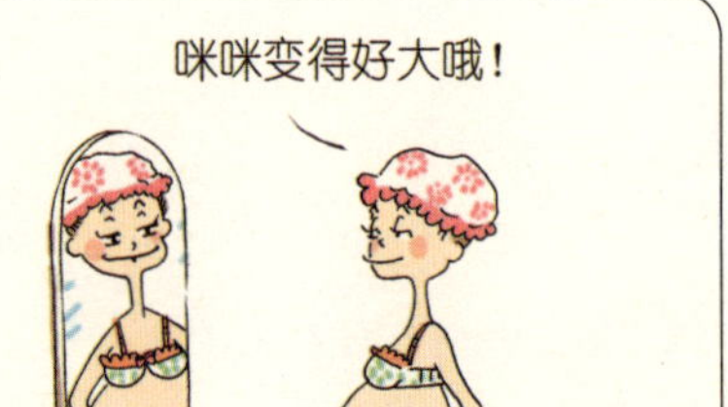
咪咪变得好大哦！

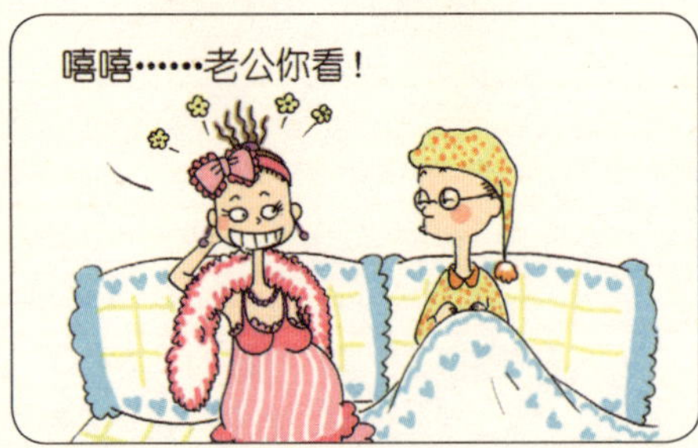
嘻嘻……老公你看！

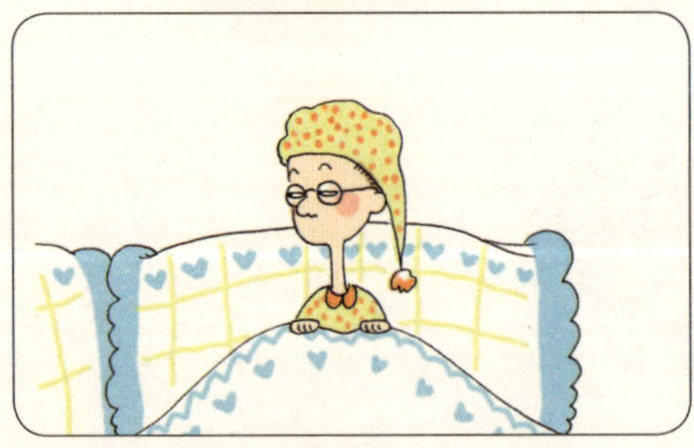

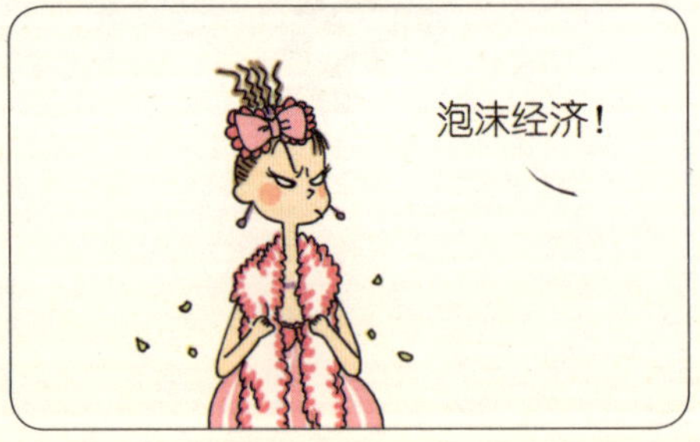
泡沫经济！

## 爸爸再见

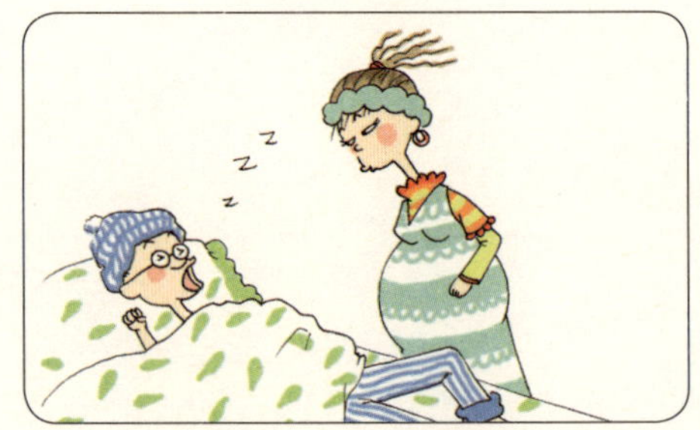

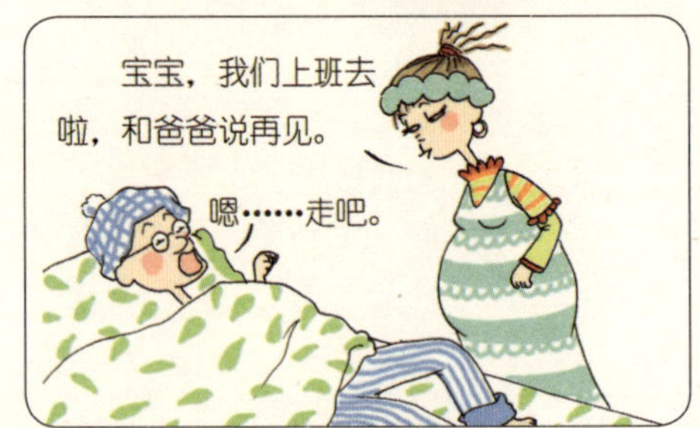
宝宝，我们上班去啦，和爸爸说再见。
嗯……走吧。

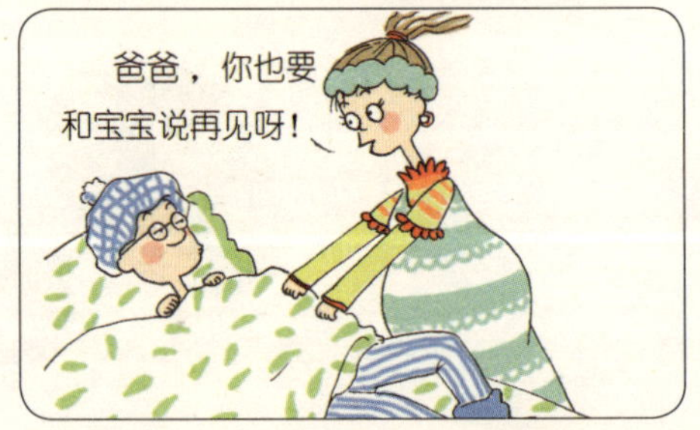
爸爸，你也要和宝宝说再见呀！

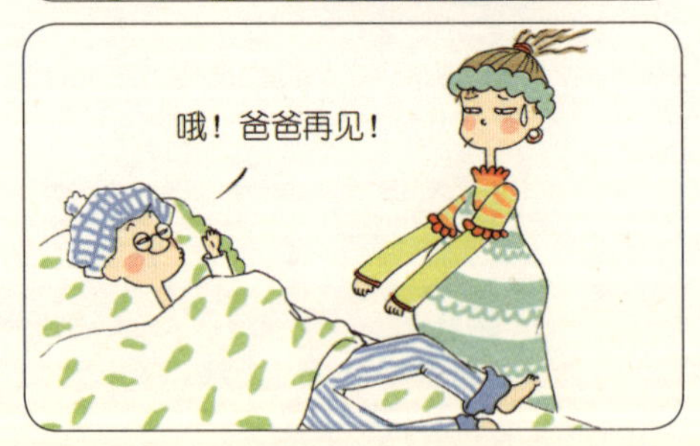
哦！爸爸再见！

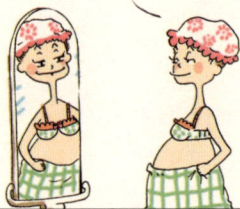

# 孕九月

时尚：孕妈妈这时候虽然体型很特殊，但是也可以很美丽，拍套写真集留个纪念也是个不坏的想法呢！



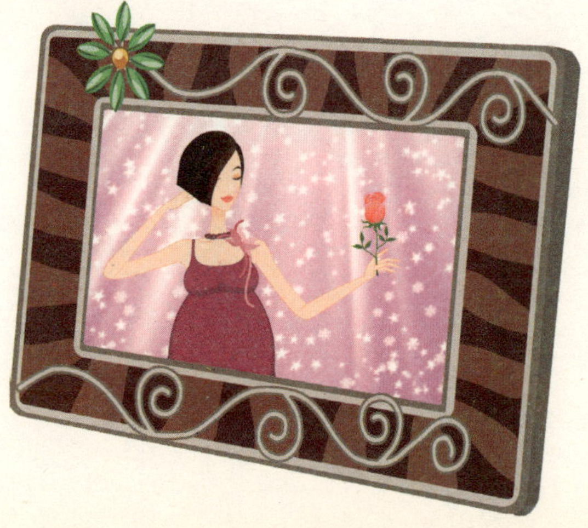

## 孕影娇媚

淡淡的风，静静的夜，在柔和的灯光下，我仔细端详着大腹便便的自己，生命的负重带来的除了惊喜，还有那“S女人”的生命之美……

“山茶花，你说她的家开满山茶花，每当那春天三月乡野如图画……”我常会微笑着哼起邓丽君这曲《山茶花》，一遍又一遍，让低柔的歌声在耳畔轻轻响起，在若有若无之间，在几许依恋与不舍中，想象着宝宝半合着眼睛在小床上静静睡着，小小的身躯像小兔子一样偎依着妈妈。那时，一切是那样满足，那样的安详。然而，眉宇心间，总有淡淡的伤感袭来，如雨如雾。常常自问，柔软的一颗心是否多了一份愁？看着宝宝一天天长大，欣慰之余，心里竟会有种不舍，在某些时候它又是那样清醒地疼痛着，宝宝一天天地长大，也意味着离开妈妈的那刻也一天天地近了。我知道，在多年以后的某天，我的宝宝会像展翅高飞的小鸟一样，离开妈妈到远方去……

孕影娇媚，我要把这一瞬间永远地保存。

# 孕33周 留下美丽孕影

## ◎ 宝宝小样

身长41厘米，皮肤由红变为粉红色，脂肪继续堆积，指甲长到指尖。头围增长至304毫米。生殖器官发育接近成熟。

## A 孕妇写真

到了孕晚期，肚子已经非常明显了，很多孕妈妈都想把自己特殊而又美丽的体型记录下来，拍摄一套写真照片或艺术照片，将最真实最灿烂的母性光辉装进镜头，成为永恒的记忆。

孕妇写真的妙笔就是拍出美丽的大肚子，因为要将肚子裸露出来，所以拍照时间最好选在气候温和的春秋季节。不论是在影棚还是在户外，强烈的温差都会让孕妈妈感觉疲劳。

如果大肚子时是在炎热的夏天或是寒冷的冬天，那最好只在摄影棚里拍照，同时要注意保暖，夏天不能吹过冷的空调。

大肚子除了自然的裸露呈现外，还可以通过缠裹薄纱、羽毛来营造温馨柔和的气氛，还可以请造型师在肚子上，或肚脐周围画上精巧的彩绘图案增加情趣。

很多孕妈妈在怀孕前都有拍照的经验，制作一本精美的影集是需要在很多张毛片中选择的，因此整个摄影过程也许需要5个小时的时间，还不算来回路上需要花费的精力。因此孕妈妈出行前一定要做好充分的准备，拍摄过程中也要注意休息，补充水分，动作造型不要太夸张，根据身体的感受及时调整姿势。

漂亮时尚的孕妇装是拍摄艺术照不可缺少的服饰，考虑到卫生问题，要尽量穿自己的。影棚里的衣服如果有喜欢的，应该事先要求工作人员清洗消毒。

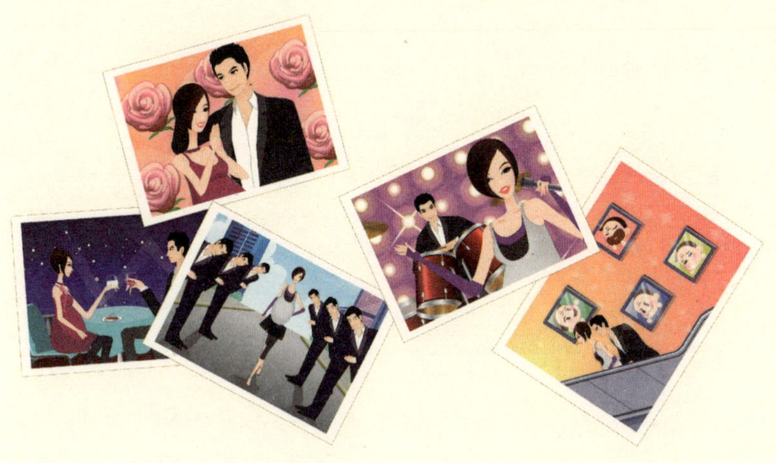

## 13 彩妆用品

孕期皮肤的变化因人而异，有些孕妈妈脸色红润，肌肤光滑白皙，而有些孕妈妈则脸色蜡黄，没有光泽，嘴唇苍白，还有很多人会发痘痘。

平时光鲜亮丽的时尚白领，不想在怀孕的时候做 9 个月的黄脸婆，所以很多人还是会通过化妆来改善形象。

虽然爱美之心人皆有之，但孕妈妈要知道的是有很多彩妆产品是不利于胎儿发育的，一定要避免使用。

## 孕妈妈不宜使用的化妆品

染发剂：

染发剂不仅易引起皮肤癌，而且还易引起乳腺癌，导致胎儿畸形。

冷烫精：

孕妈妈头发比较脆弱，容易脱落，若是再用化学冷烫精烫发，更会加剧头发脱落的现象，少数人还会对其产生过敏反应。另外化学冷烫精会影响胎宝宝的正常生长发育。

口红：

口红是由各种油脂、蜡质、颜料和香精香料等成分组成。其中油脂通常采用羊毛脂，羊毛脂除了会吸附空气中各种对人体有害的重金属微量元素外，还可能吸附大肠杆菌。孕妈妈涂抹口红后，空气中的一些有害物质就更容易被吸附在嘴唇上，随着唾液进入体内，使胎宝宝受害。

另外有一些美白产品可能含有铅，会通过皮肤进入体内，铅有嗜神经性、嗜胎盘性，会造成胎宝宝发育迟缓。如果母体铅污染严重，可能引起早产、流产、畸形、死胎。

如果工作场合必须化妆，一定要选择使用天然植物型无激素的化妆品。

# 孕34周 让小哥哥认识胎宝宝

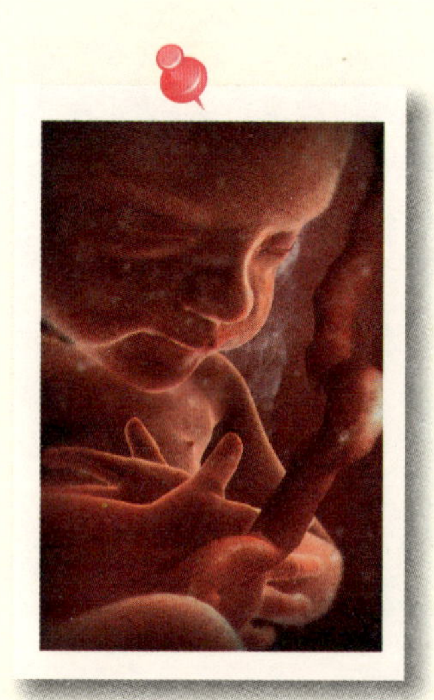

## ◎ 宝宝小样

体重2100克，顶臀长30厘米。头部近骨盆，胎位直接影响能否正常分娩。头骨很柔软，头骨之间还有空间。其他部分的骨骼已经变的结实，指甲坚硬。免疫系统正在迅速发育。

## 与儿女沟通并让他们参与

对于第二胎的孕妈妈而言，如果第一个孩子还是学龄前，那么他对正在妈妈的肚子里一天天长大的胎宝宝是没有概念的，他们只知道妈妈现在不能像以前那样经常陪伴他们，这也许还会让他们觉得不安。

但是如果第一个孩子已经到了学龄年纪，让他们参与怀孕过程却是非常有趣的事情。

到了孕晚期，可以让孩子感受小宝宝的胎动，鼓励他们和小宝宝说话，唱歌给宝宝听。去医院产检的时候也可以带着他们，让他们听听小宝宝的心跳声。一起去商场给小宝宝买衣服和玩具，加深他们与宝宝之间的亲密关系。

天气好的时候，你可以到学校接孩子放学，和孩子一起散散步，让孩子告诉肚子里的弟弟妹妹他们的校园生活，那将是非常有趣的对话。这也许还能促使孩子更用功地学习，因为他们也许已经意识到自己将是弟弟妹妹的榜样。

现在多数孩子都是独生子女，父母的关心，祖辈的宠爱，让他们非常依赖大人，往往到了十几岁还没有学会独立个体化。但是有两个或三个孩子的家庭情况就很不一样。当小宝宝还在妈妈的肚子里的时候，他们就能感觉到自己不再是父母唯一的焦点，看到母亲疲惫的样子，他们也会很自然地懂得应该安静乖乖地待在一旁。

当小宝宝来到他们的面前，通常所有的大孩子都会主动扮演哥哥姐姐的角色，他们一下子变得成熟起来，这也许会让你很吃惊。

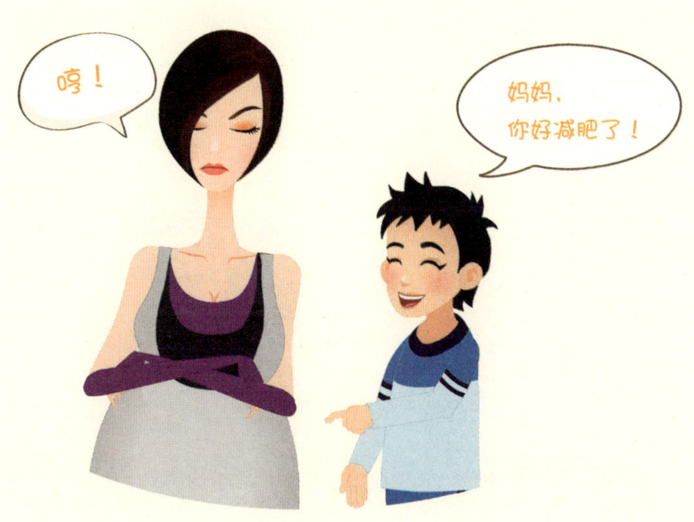

# 孕35周 布置婴儿卧室

## ◎ 宝宝小样

体重2300克，身长43厘米。随着脂肪的增加，胎宝宝越来越胖，变得圆滚滚的。中枢神经系统基本发育成熟，更容易被惊醒。消化系统日趋完善，肺部发育已基本完成，出生后即能自主呼吸。

## 婴儿卧室

虽然还不知道肚子里的小宝宝是男孩还是女孩，但很多孕妈妈都开始想象如何给孩子布置一个温馨可爱的卧室。翻开家居杂志，那一间间粉嫩的房间，小巧可爱的婴儿床、儿童衣柜、儿童书桌是那么有趣可爱。

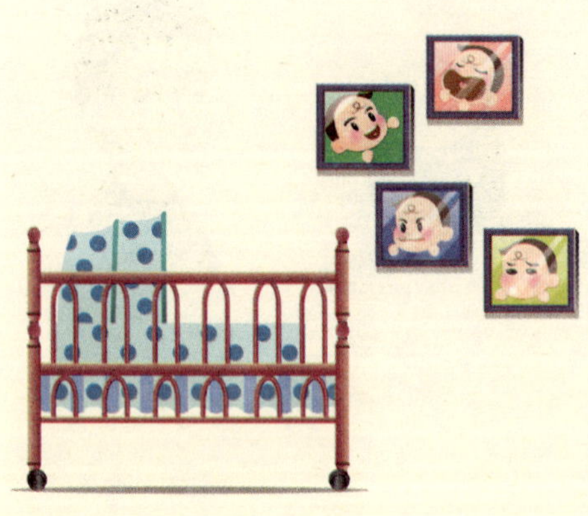

### 装修房间

装修材料不管对孕妈妈还是婴儿来说都是不利于健康的因素，像含甲醛的人造板，含苯和铅的油漆等，所以在孕期还是不要计划装修。

现在可以先选一种适合婴儿的颜色，如浅蓝、浅黄、浅粉来重新粉刷墙面，记住一定要选环保涂料，也可以贴壁纸，但粘贴壁纸的胶水必须是符合环保要求的产品。重新粉刷的婴儿房要注意通风。

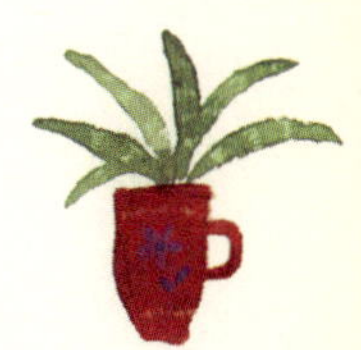

### 婴儿家具

如果想要添置婴儿家具，也要提早购买，因为新家具会有油漆的味道，对新生儿是不合适的。

选购时要注意，材质尽量选择实木不刷油漆的。桌、椅、床角应该是圆滑的钝角，尖锐的边角很容易让幼儿受伤。不要买带玻璃设计的家具和装饰品，对孩子来说那也是很危险的。

### 室内绿化

芦荟、虎皮兰、吊兰等盆栽植物可以吸收有害气体，因此可以在重新粉刷的房间摆放一些。婴幼儿常会花粉过敏，所以不要在室内摆放花卉类植物。另外可以买一些备长炭放在房间里、柜子里，备长炭能消除异味，净化空气并释放负离子。

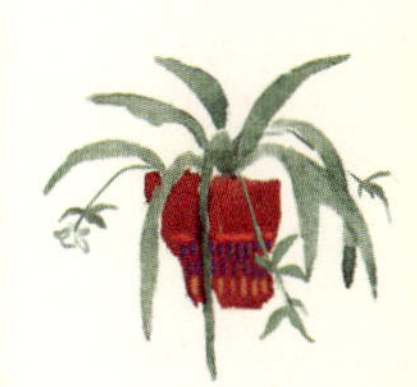

### 软装饰

孕妈妈可以通过软装饰给婴儿卧室增添色彩。给小床铺上颜色柔嫩有卡通图案装饰的床上用品，挂上缝着蕾丝花边的粉红色窗帘，墙上装盏充满童趣的壁灯，床头挂上几幅色彩鲜艳的儿童画，桌上摆盆仿真花，地板上铺一块温暖的羊毛地毯等。

## E 婴儿用品

再过一个月就要分娩了，这个月应该开始购置必需的婴儿用品。

婴儿用品很琐碎，一两次可能买不全。把需要买的记在本子上或手机里，逛街时偶尔发现的也许比特意找来的要好得多。

预先准备一个干净的大箱子，把买好的用品都放在里面。准备待产包的时候就到箱子里把需要的整理出来。

如果逛街觉得太累，或者天气不好不方便出门，可以通过便捷的网络购物。

## 最详细的物品清单

### 【哺乳喂食用品】

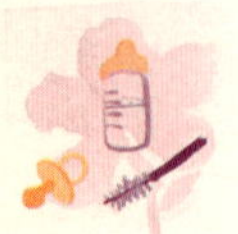

奶瓶：要大小搭配，不同的容量和刻度的奶瓶都应备有，使用起来比较方便，240ml和 150ml比较常用。根据用途分喝奶的，喝水的，还有喝果汁的，可以各样买两个。

奶嘴：一字孔的5个。小号十字开口的5个。

奶瓶刷子：1个。每次用完奶瓶都得用奶瓶刷清洁。

奶瓶消毒锅：1个。也有消毒、温奶、加热固体食物三种功能的机器。

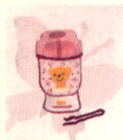

温奶器：1个。在奶瓶中装上开水，放在温奶器里，奶瓶中的水就能自动调整保持在一个最适合宝宝饮用的温度，冲奶的时候很方便，直接把奶粉倒进去就可以了。

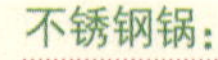

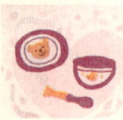

不锈钢锅：小号1个，给宝宝煮东西吃。

奶瓶保温袋：1个，外出时用于保温。

奶瓶清洁液：1瓶。

婴儿碗、软勺：1套。方便宝宝吃药喝水。婴儿软勺前端是软软的头，而且不容易洒水，喂食时不会戳到宝宝。产后头几天母乳较少，不要用奶瓶给宝宝喂水或牛奶。婴儿对奶嘴容易产生依赖性，从而可能拒绝母乳。

吸奶器：1个。刚开始奶胀的时候可以免去手挤的痛苦，更为以后妈妈外出、上班提供了方便。

配方奶粉：买一小桶备用，产后头几天奶水会较少（住院期间医院会提供）。

## 【婴儿服装】

4条带内衣：全棉3件，婴儿不喜欢套头穿的衣服，前开襟系带式、大领口的4条带款式比较合适。选择透气、吸水、柔软的面料。

系带长内裤：全棉3件。

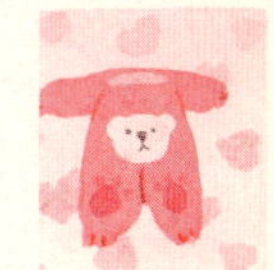

4条带连体兔子装：全棉3套。

婴儿外出服装：若干。婴儿的衣柜就和女人的衣柜一样，永远都少一件衣服。年轻的父母珍爱自己的孩子，恨不得把看到的所有漂亮衣服都买回家给宝宝。但是宝宝长得很快，很多衣服鞋子也许还没来得及穿就偏小了，所以购物狂父母一定要理性消费。

尿布兜：2条。

袜子：3双。

手脚包：3对，春夏用单层全棉的，秋冬用绒布或夹棉的。

帽子：2顶。

护脐带：2条。

围兜：5件。

包巾：2条。

## 【沐浴清洁护肤用品】

洗澡盆：1个，长腰字型使用最方便。

洗脸盆：2个。一个洗衣服，一个洗屁屁。

洗澡带：1条。使用海绵、纱布澡巾。

大毛巾：2条。浴后包裹婴儿用，还可以当被子盖。

小毛巾：10条。洗脸、洗屁股、擦身（70cm×35cm）、擦嘴口水巾（20cm×15cm），纱布质地最好用。

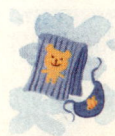

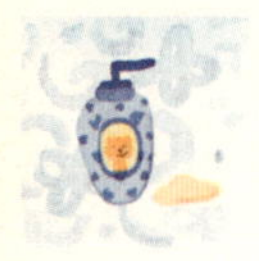

水温计：1个。测量洗澡水温度。

婴儿洗衣液：1瓶。初生宝宝皮肤幼嫩，衣物清洁不能使用洗衣粉。

洗发水：1瓶。

沐浴露：1瓶。新生儿3到5天用一次即可。

润肤露：1瓶。

爽身粉：1瓶。夏天必备。

粉扑盒：1个。夏天出生的宝宝必备。

护臀膏：1瓶。防止宝宝尿布湿疹。

## 【卫生用品】

纸尿裤：头两个月纸尿裤的使用量很大，产前准备两包小号的。月子里用NB（初生婴儿）码，出了月子用S（小）码。

尿布：棉质长方形尿布，准备40块。

尿布垫：放在尿布下面，防止尿液渗漏到床单上。

湿纸巾：盒装1盒，替换袋装两袋。

一次性隔尿纸巾：1盒。

脱脂棉球：清洁面部、脖子、屁股。

大头棉签：蘸上酒精为宝宝擦脐带、为宝宝清理鼻子，还有外耳。

消毒酒精：1瓶。

## 【卧室用品】

婴儿床：1张，木质无漆。新妈妈们更愿意让宝宝睡在自己的身边，不仅可以近身照顾，而且可以和宝宝有更多的亲密接触。不过睡相奇怪，晚上头在床头早上头在床尾的爸爸妈妈们，就不适合和婴儿同床睡了，压到小宝宝可不是开玩笑的事情。

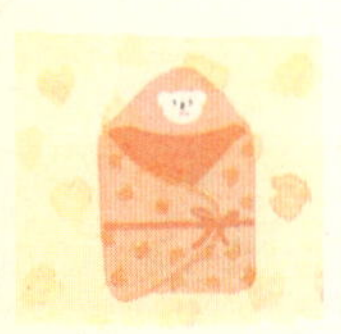

枕头：普通1个，定型枕1个。

小被子：2条。

婴儿毛毯：　1条。

垫被：　2条。

睡袋：　1个。

包被：　1条。

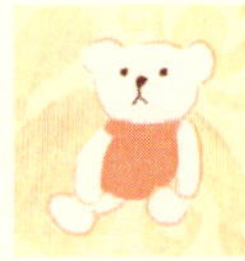

小蚊帐：　蚊帐经济实惠但比较占地方，电子驱蚊产品也是不错的选择，微型电子驱蚊器非常小巧，通过发出的声音起到驱蚊的效果。

床头小玩具：　若干，色彩鲜艳、会发声的可悬挂于床头，比如音乐挂铃。

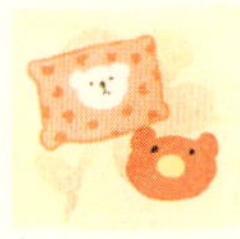

## 【其他】

婴儿车：　1辆，至少要用两年，所以要具备随着宝宝成长满足全躺、半躺、坐的需求。

婴儿汽车座位：　1个。

婴儿背带：　1个。

婴儿专用指甲钳：　1个。

体温计：　1个。

退热贴：　若干。

塑料小镊子：　1个，夹鼻屎。

# 孕36周 剖腹产PK自然分娩

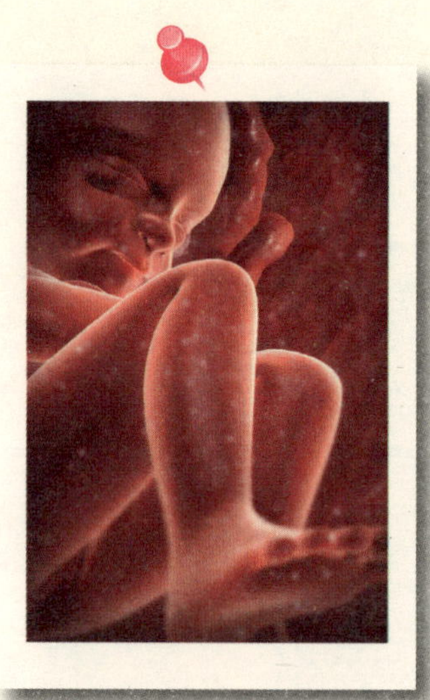

## ◎ 宝宝小样

体重2500克，身长47厘米。小脸蛋圆润饱满。由于子宫空间狭小，胎宝宝的移动变得困难，但动作更加有劲，手肘和脚丫可能会清楚地在腹部突现。指甲完全覆盖指尖。肾脏发育完全，肝脏能够处理一些代谢废物。

## F 分娩方式

分娩是人类生生不息的自然生理现象。伴随着母亲的痛苦呻吟，婴儿的嘹亮啼声，这是一段圣洁的、痛并快乐着的过程。作为母亲，应该知道哪种分娩方式是对孩子最有益的。

## 自然分娩

自然分娩是指胎儿通过阴道自然娩出，也称阴道分娩。

### 对胎宝宝的好处

在分娩过程中，子宫有规律的收缩能使胎儿的肺脏得到锻炼，肺泡扩张促进胎儿肺成熟。同时胎儿在经过产道时受到的挤压，能将呼吸道内的羊水和黏液排挤出来，大大减少吸入性肺炎的发生。另外胎头受子宫收缩和产道挤压，头部充血提高脑部呼吸中枢的兴奋性，有利于新生儿出生后迅速建立正常呼吸。

### 对产妇的好处

自然分娩也是有很多好处的。阵痛可以促使身体产生一种叫脑内啡的激素，这是一种天然的麻醉剂，能缓解疼痛。同时脑内啡还会刺激泌乳激素的分泌，调节母乳的制造。

### 自然分娩需要的时间

对于初产妇来说，至少要经历12个小时以上。一阵强过一阵的宫缩带来的阵痛，需要巨大的勇气和毅力来承受。

## 无痛分娩

无痛分娩是自然分娩的一种方式。是指在自然分娩过程中，对产妇施以药物麻醉，使产妇感觉不到太多的疼痛，婴儿从产道自然娩出。应用较多的是用硬膜外阻滞镇痛配合笑气吸入。

无痛分娩对于母体几乎没有什么影响。但对于胎宝宝来说，由于麻醉剂的作用，在第二产程时，母亲无排便感，则向下屏的力量减少，容易造成产钳娩出，增加产伤的发生。

## 剖腹产

剖腹产是指胎儿不通过阴道，将胎儿从腹部取出。剖腹产是解决各种高危妊娠及难产的非常有效的手段。但它毕竟是外科干预手术，必定会产生一些手术并发症，如出血、器官损伤、麻醉意外、伤口愈合不良、剖腹产儿综合征、湿肺等。剖腹产也会使母体损伤加大，延长恢复时间。

剖腹产作为处理难产的主要医学手段，必须具备一定的医学指征。

### 胎宝宝的指征

1. 胎宝宝过大，准妈妈骨盆无法容纳胎头。
2. 胎宝宝出现宫内缺氧，或分娩过程中缺氧，短时间不能顺利分娩。
3. 胎位异常，如横位、臀位，尤其是胎足先入盆，持续性枕后位等。
4. 产程停滞，胎宝宝从阴道娩出困难。

### 孕妈妈的指征

1. 骨盆狭窄或畸形。
2. 有软产道的异常，如梗阻、瘢痕、子宫体部修补缝合及矫形等。
3. 患严重的妊娠高血压疾病，无法承受自然分娩。
4. 高龄初产。
5. 前置胎盘或胎盘早剥等。
6. 严重的妊娠合并症，如合并心脏病、糖尿病、慢性肾炎等。
7. 有不良产史。

## 水中分娩

据记载，水中分娩最早诞生在19世纪初的法国，因为产程短、疼痛少、伤口小而被国际医学界视为“回归自然”的生育方法。

水中分娩的产房更像是一个大浴室。水是温的，产妇躺在水里，上半身可以靠在一个充气的靠垫上。温水能减少疼痛，在水中人更容易放松，还可以转换舒服的姿势，深呼吸也可以更好地作用于腹部。

对于婴儿来说，水中分娩是从妈妈体内的羊水世界来到体外的水世界，婴儿熟悉这种环境，因而能减少立刻进入空气环境后所感受的不适。

水中分娩对于环境的要求非常高，产妇必须躺在经过严格消毒的无菌水中，外部环境温度为26℃，水温保持在36℃～37℃。整个分娩过程所需的水必须经过消毒，一个产程需要换几次水。

目前在上海境外人士聚居的上海长宁区妇幼保健院，是目前国内唯一一家提供水中分娩的妇婴机构。

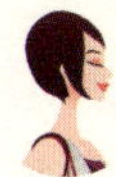

# 麻辣孕妈

## 冬瓜大丸子

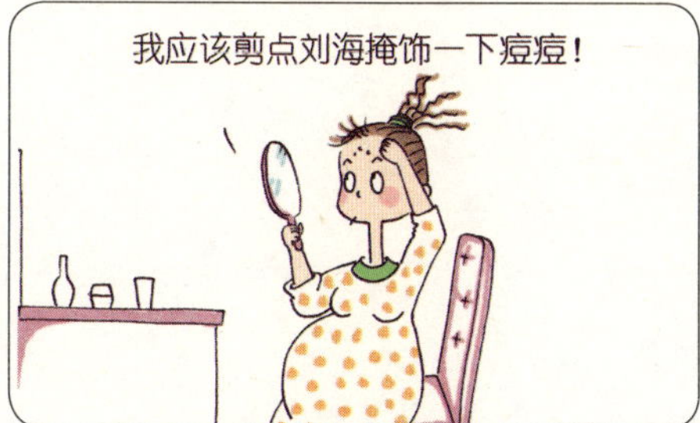
我应该剪点刘海掩饰一下痘痘！

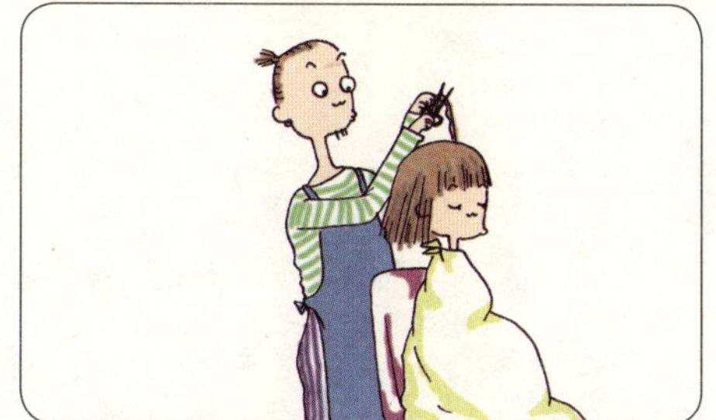

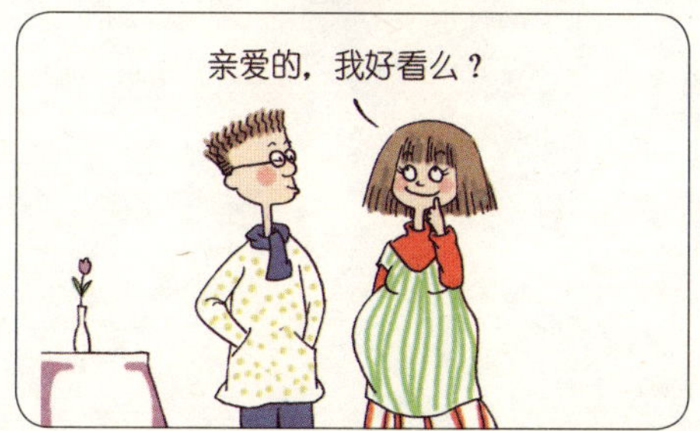
亲爱的，我好看么？

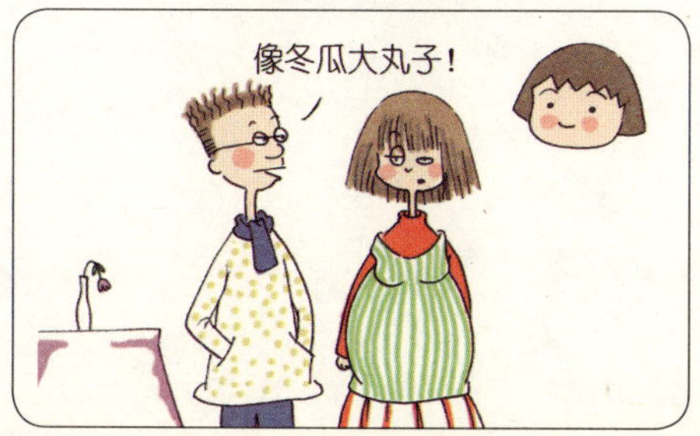
像冬瓜大丸子！

## 还我皮球

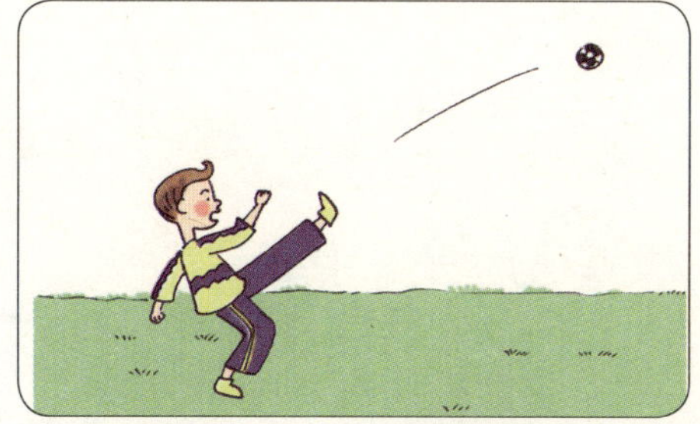

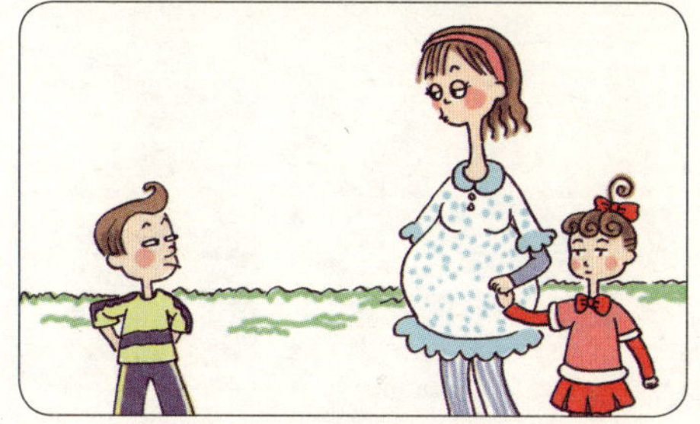

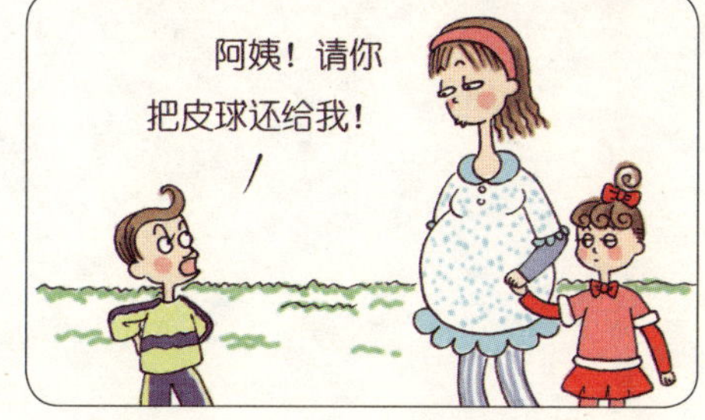
阿姨！请你
把皮球还给我！

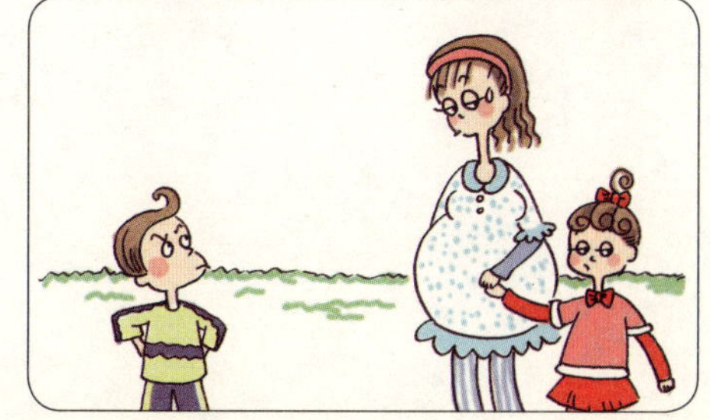

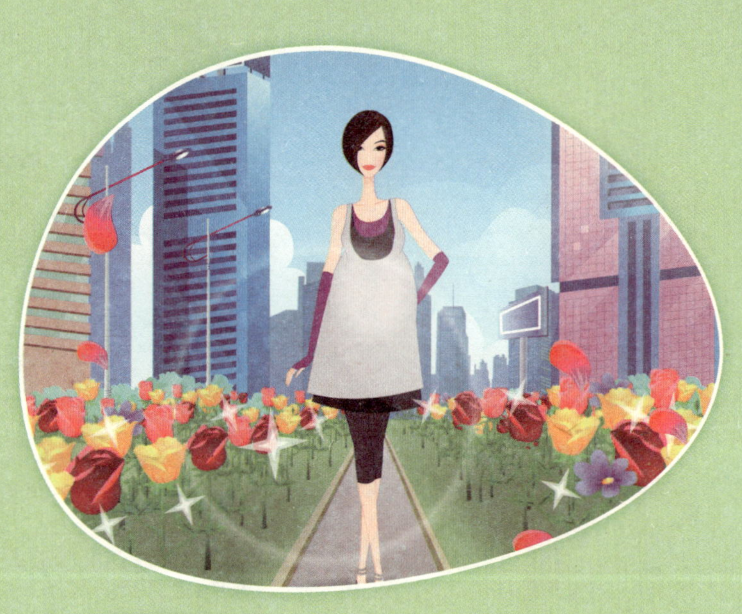

# 孕十月

待产：宝宝就要出生了，这时候该为宝宝的到来做准备了，不然可就来不及了。



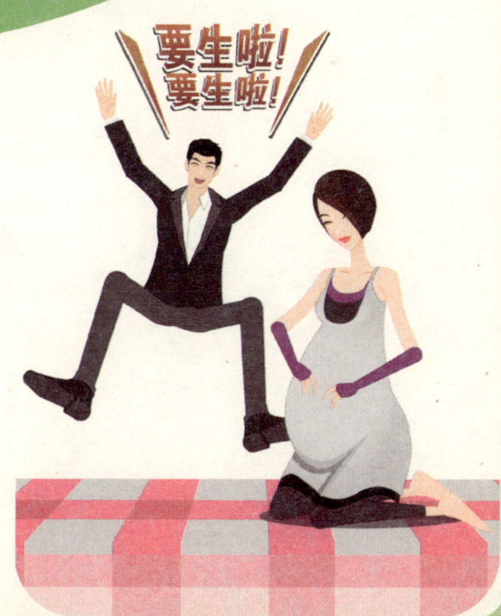

## 我就要做妈妈啦

十月怀胎，我们即将迎来一个新生命。

这是人生最美的季节，突破夏的灼烈、秋的绚烂、冬的凛冽、春的盎然，让人绽笑忘忧。

我就要做妈妈啦！拾掇起回溯的记忆残片，潇潇洒洒地辉映出潋滟春光，就像拥有广袤世界的触觉，不断地诱发出了我对生活的美好想象。人类的生息繁衍，人类的梦寐企求，永远让地球热闹，让万物繁茂，让青春洋溢，让热情徜徉，而这神圣伟大的时刻已拥到我面前，将由我来完成。

我就要做妈妈啦！炫目生命的力量，它的光芒真是异常夺目，难言难描难绘，如诗如画，亦歌亦曲。这一刻充盈着生命之光，灵魂之美，智慧之艳，真实得感受着辛勤耕耘的汗水浸染，感受着风景这边独好的金黄叠影，感受着孕育生命永存人间的畅想空间。

怀胎十月，犹如三月春之光芒，我心中永不熄灭的信念……

# 孕37周 产前准备

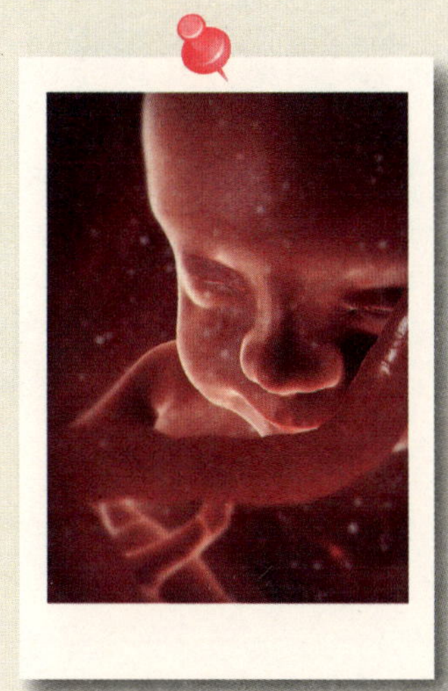

## ◎ 宝宝小样

体重2785克，身长49厘米。胎宝宝的体重差别较大，有些宝宝也许这周还只有2500克，但只要发育正常，不必太在意体重数字。胎宝宝现在没有空间伸展四肢，只能蠕动身体。胎宝宝已经长出浓密的头发，其他胎毛已褪去。

## A 整理待产包

待产包内的物品是妈妈和宝宝在住院期间要用的东西。所以事先了解分娩医院提供的物品清单，避免携带过多物品住院。

## 孕妈妈必备

钱物证件

现金、医保卡、围保本、全部检查单据、身份证、宝宝的准生证。

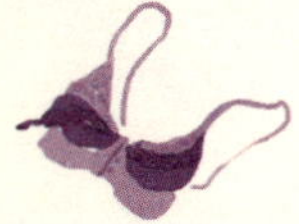

衣物

换洗衣服、哺乳家居服、哺乳文胸、乳垫、纯棉内裤、袜子。

生活用品

枕头、靠垫、拖鞋、毛巾、指套软毛牙刷、牙膏、茶杯、餐具、吸管、牙签、梳子、脸盆、卫生纸、消毒湿巾、产妇专用卫生巾、成人纸尿裤。

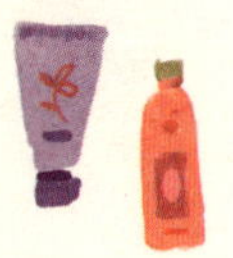

护肤品

洗面奶、爽肤水、润肤霜、护手霜、头发干洗剂、妊娠膏。

收腹带、产褥垫、吸奶器各一件

食物

水：在宫缩间隙，喝水能减轻痛苦，保持体力。

巧克力、鸡精口服液：分娩时食用，当宫口全开时吃，能补充热量，维持分娩体力。

红糖：分娩后，马上喝一杯红糖水，可以帮助恢复力气，还能增加奶水。

流质食物：清淡的稀饭、面条和汤水，能帮助下奶。

新鲜水果：利于产后通便。

娱乐设备

杂志、书籍、CD、MP4、照相机、DV机、游戏机、手机等。

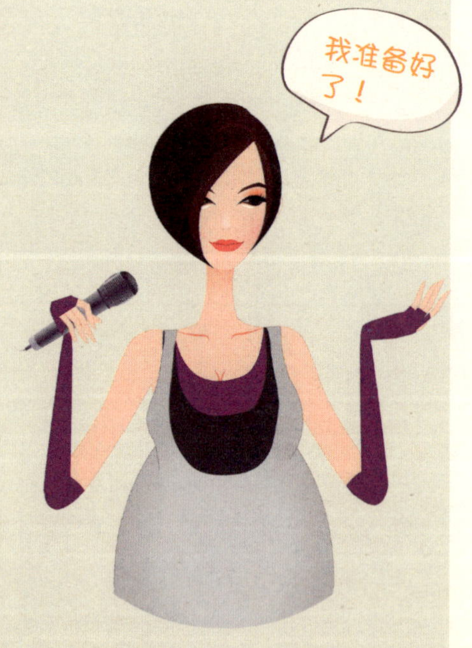

## 宝宝必备

哺乳喂食用品

奶瓶、奶嘴、奶瓶刷子、奶瓶清洁液、婴儿碗、软勺、配方奶粉。

沐浴清洁护肤用品

毛巾、润肤露，护臀膏。

婴儿服装

4条带内衣、系带长内裤、尿布兜、袜子、帽子、包巾。

卫生用品

纸尿裤、尿布、尿布垫、湿纸巾、一次性隔尿纸巾。

床上用品

小被子、婴儿毛毯、小玩具。

## 早产

怀孕28～37周间的分娩称之为早产。早产儿的发生率占所有怀孕的 5%～10%，但却占新生儿死亡的80%，愈早出生的宝宝面临的问题愈多。

一个36周体重2000克的宝宝和一个26周体重不满1000克的宝宝相比，前者几乎和一般足月的宝宝没有什么差别，后者却要和死神搏斗。一般来说，出生体重低于1500克，就是极低出生体重儿。

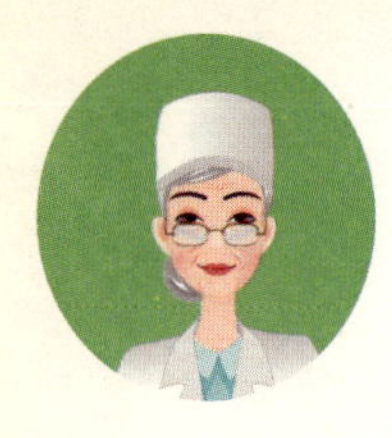

子宫收缩是早产最明显的迹象。怀孕时子宫通常是松弛的，在怀孕中期，一天当中子宫可能会有3～5次的收缩，此时孕妇会感觉肚子硬硬的。但如果收缩的次数过于频繁，甚至可能到达每小时3次以上，就要注意。此外，如果有下腹、下背酸痛、明显的下坠感、外阴部压迫或出血、破水等，就要立即就医。

要预防早产，最重要的是要注意休息，不要处于太疲惫的状态，不要经常加班熬夜。

## 饮食

临近分娩，大部分孕妈妈到了这个阶段，会因害怕、紧张而影响进食。选择自然分娩的孕妈妈要知道，长达十个多小时的分娩过程需要消耗大量的体力，因此在产前一定要注意营养，让身体保持在精力充沛的状态。同时注意营养素（热能、蛋白质、维生素、无机盐、水）的补充，对产后体质的恢复很重要。

# 孕38周 为哺乳做准备

## ◎ 宝宝小样

体重3000克，身长50厘米，头发长1～3厘米。胎脂逐渐脱落、消失，这些分泌物随羊水被胎儿吞进肚子，在肠道中形成胎便。皮肤变得很光滑。

## 哺乳用品

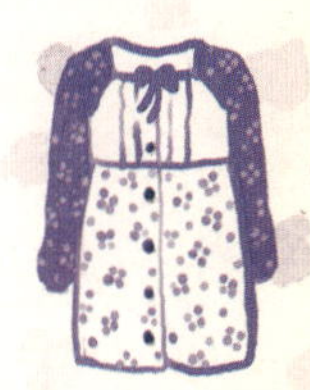

哺乳家居服

前开襟的衣服，方便穿脱，胸部有拉链设计，方便喂奶。

哺乳文胸

全棉无钢架设计，可脱卸搭扣设计。

防溢乳垫

放在胸罩内吸收溢出的奶汁，分可洗涤反复使用与一次性使用两种。

消毒湿巾

哺乳前后，用不含酒精的消毒湿巾清洁乳房、乳头。

吸奶器

哺乳后，排空乳房乳汁。外出时挤奶保存带回家。

乳头保护器

保护乳头，避免被小宝宝吮破。

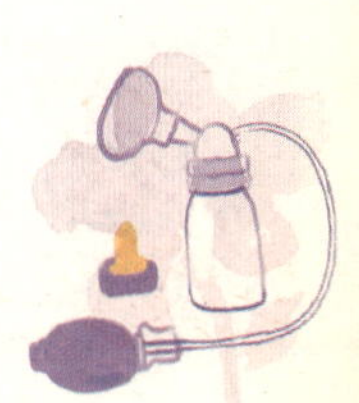

## E 乳房清洁护理

为了能在分娩后成功进行母乳喂养，从孕期开始要呵护保养乳房。

### 促进乳腺发育

积极促进乳腺发育是分娩后能顺利进行哺乳的第一步。怀孕后，乳房腺泡和乳腺导管大量增生，结缔组织充血。到了第4个月时，乳头会分泌少量黄色黏液。

经常用温和皂水擦洗乳晕和乳头皮肤，并将皮肤皱褶处擦洗干净。不仅可以保持乳房卫生，还会使皮肤逐渐变得结实耐磨。

### 洗浴后按摩乳房

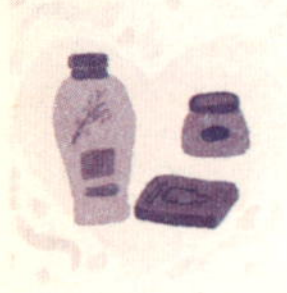

每次清洗乳晕和乳头后，在乳房上撒一些爽身粉，用热毛巾敷盖，手指从乳房四周由内向外轻轻按摩；用手指腹在乳房周围以画圈方式轻轻按摩；从四周向乳头方向轻轻按摩；拇指和食指压住乳晕边缘，再用两指轻轻挤压。

采取侧卧位和仰卧位睡姿，不要俯卧挤压乳房。

### 使乳头皮肤变得坚韧结实

未经过吸吮的乳头皮肤较为脆弱，常常容易在分娩后被宝宝吮破。乳头皮肤一旦破损，哺乳时会非常疼痛，很可能因此导致母乳喂养失败。

经常用干燥柔软的小毛巾轻轻擦拭乳头皮肤，这种刺激可增加乳头表皮的坚韧性。

经常擦洗乳头，清除附在上面的乳痂，并在乳头涂上油脂。

如果乳头上结痂，不要生硬去掉,用油脂软化后再擦掉。

### 矫正凹陷扁平乳头

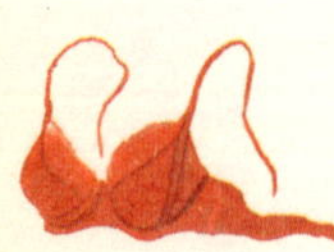

乳头扁平内陷会影响哺乳，应及早矫正。

用手指轻轻将乳头向外拉出，同时捻转乳头。然后用70%酒精棉擦拭乳头，每天2～3次，每次20～30分钟。

### 用吸奶器吸出乳头

用手指牵出乳头后，把特制橡皮乳头箍在乳晕皮肤上，使乳头凸出保持一段时间。

### 开通乳腺导管

乳房分泌的稀薄黄色黏液一旦干涸，不易被清除，很容易造成乳腺导管口堵塞。

经常用温热小毛巾敷在乳房上，把乳房夹住，在手掌和肋骨之间进行按摩。

孕33周起，用手指挤压一下乳晕周围，使乳腺导管里的初乳流出。

每次清洗乳房时轻轻将堵塞在乳头开口的颗粒清洗掉。

不要太过频繁地清洁乳头，因为会刺激子宫收缩。

### 穿戴合适胸罩防止乳房变形

孕期乳房过大或下垂，容易引起皮下纤维组织断裂，产后不容易恢复弹性。不合适的胸衣会影响乳房血液循环，致使乳腺组织发育不良，导致乳腺导管闭塞。

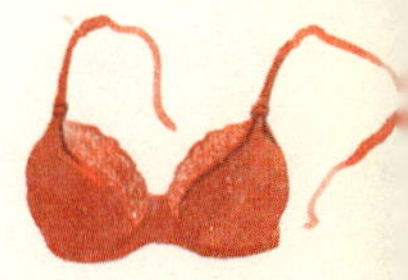

从孕初期乳房开始变大时，就要及时穿戴孕妇胸罩，并随着乳房逐月增大及时更换尺码，让乳房处于既被托举又很舒适放松的状态。

乳房下半部增大明显的要选择穿有软钢托的胸衣。

# 孕39周 生孩子到底有多疼

## ◎ 宝宝小样

体重3120克，小宝宝还在继续长肉，储备脂肪。头部固定在骨盆中，胎动较少，多数在向下做运动，压迫子宫颈，为出生做准备。

## F 待产

这个月也许最困扰孕妈妈的问题是宝宝什么时候会出生，如果家离医院比较远，也许你还会害怕自己因为来不及去医院而把宝宝生在了出租车上。其实这样的情节只会在电影里出现，现实生活中很少会发生这样的事。

在分娩初期的产检中，医生会给孕妈妈明确的入院时间指示，同时会说明分娩前会发生的现象。

## G 临盆产兆

### 下坠感

宝宝为出生做好了准备，把自己的小脑袋下降到妈妈的骨盆里。外表和身体的感觉都会和以前有所不同，通常在分娩前两周开始。

### 尿频

宝宝头部更接近膀胱导致尿频。

### 下背部疼痛

宝宝下降造成子宫和骨盆的韧带组织拉扯引起疼痛。

### 分娩前阵痛增强

如果上个月的布雷希氏收缩只是让你不舒服的话，此时的宫缩会让你觉得有些痛，但是这种疼痛仍然不及真正的分娩阵痛。疼痛时可以通过改变身体姿势、走动来缓解。

### 阴道分泌物增多

更多的白带和粉红色阴道分泌物出现。

### 见红

宫缩和宝宝对子宫颈的压力促使子宫颈变薄，原来封住子宫颈的黏液栓会脱落，黏液栓呈胶状或丝状，这时子宫颈上一些破裂的微细血管的血液会和黏液一起流出，会看到粉红色或红褐色的黏性分泌物。见红表示可能会在3天内分娩。

### 破水

在分娩前就破水是比较少见的，大部分都是在分娩进行了一段时间后才会破水。如果在分娩前就破水，称胎膜早破，预示在未来的几个小时内就会开始强烈的阵痛，要尽快入院。

上面这些都是分娩前的产兆，不会全部发生在一个孕妈妈身上，但只要出现其中一种，就要注意休息，因为很可能在几天后小宝宝就要出生了。

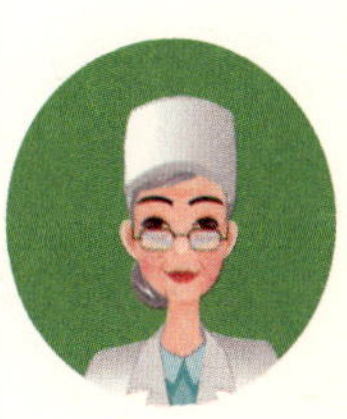

真正临产的表现主要是出现规律宫缩，相比分娩前的宫缩，现在的感觉是阵痛（宫缩）越来越强，持续时间久，间隔时间越来越短。

“411”经验法则可以帮助判断是不是到时间去医院了。“411”是指阵痛每隔4分钟出现1次，每次持续1分钟，这样的规律阵痛持续1小时以上。

## H 自然分娩过程

分娩是无法很精确地分时段划分的。大致会经过以下三个阶段。

### 分娩第一阶段（宫颈扩张）

分娩初期（从临产到宫颈扩张3厘米）

分娩初期可以待在家里，不必急着住到医院去。少食多餐储备能量，随时排空膀胱，尽量不要工作，放松身心体会身体的感觉。

分娩活跃期（宫颈扩张从4～9厘米）

宝宝的头此时下降到骨盆下方，压迫羊膜造成羊水冲出。阵痛的力度可能让你无法完整地说出一句话。记得在宫缩之间休息来恢复体力，宫缩时要放松和放开，深呼吸，再慢慢由嘴吐气。更换身体的姿势找到你觉得最舒服的一种，不要老躺在床上。

分娩过渡期（宫颈扩张从9厘米到开全）

子宫颈继续被往上拉扯，将越过宝宝的头，同时开始把宝宝推出来。过渡期是分娩过程中阵痛最强烈的时候。这一次次接踵而至的阵痛巅峰很难让孕妈妈得到片刻的休息。不过一定要坚持住，不断吐气来克服想要用力的冲动，保存体力，因为接下来就是要把宝宝娩出的重要阶段了，加油！

### 分娩第二阶段（推出宝宝）

休息与用力期

宫缩好像不那么痛了，而且间隔5分钟才会有一次，过渡期结束到推出宝宝之前有一小段大约20分钟的时间身体相对比较平静。抓紧休息，喝点水，吃点巧克力。

当宝宝的头下滑到产道，妈妈把宝宝用力推出的时候，阴道会有短暂被撕裂的感觉，需要几分钟，宝宝的头对阴道壁造成的压力会让这种感觉麻木。初产妇把宝宝推出平均需要大约一到一个半小时的时间。让身体本能地指挥，短暂多次的用力，两次用力之间注意休息，吃点东西，听让自己放松的音乐。

### 先露与娩出期

当阴唇突出，每次用力的时候宝宝的头皮就会露出来，宫缩停止又会缩回去，反复几次，会阴被慢慢拉扯直到完全打开罩在宝宝头上。当宝宝绕过弯道，进入骨盆骨下方，就不会再滑回去了。

这时暂时先不要用力，让宝宝的头慢慢出来，医生会根据情况来决定是否进行会阴切开术。再经过几次收缩，宝宝就会滑到医生的手里了。

大功告成！肚子一下子像漏了气的皮球一样瘪下去了。这时医生会把宝宝口鼻里的黏液抽出来，搓搓背，拍拍屁股。这时候世界上最美丽的声音，婴儿的第一声啼哭会让你激动得流下眼泪。医护人员会对小宝宝进行护理，剪断脐带，称体重等。

## 分娩第三阶段（娩出胎盘）

此刻妈妈已经精疲力尽，子宫此时仍然会有轻微的疼痛，在轻微收缩后娩出胎盘。如果做了会阴切开术或者有裂伤，还要注射局部麻醉剂，进行缝合工作。

医护人员会按摩子宫让子宫保持坚硬，能比较快速地止血。胎盘娩出需要5～30分钟。

这时可爱的小人儿已经活生生在你面前，把他（她)抱在怀里吧！让你们肌肤相亲，让他（她)吸吮你的乳头，第一时间建立亲子依恋。

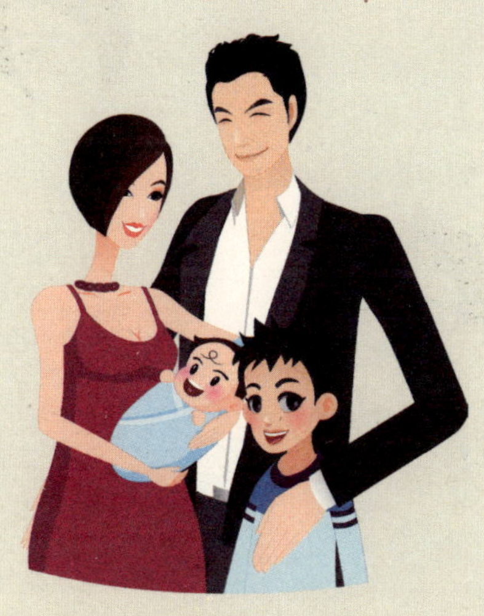

## 剖腹产全程

1. 麻醉成功后，取仰卧位，用消毒棉纱球消毒腹部（之前留置好导尿管）。

2. 医生会根据情况在腹部取一个大小合适的切口，逐层进入腹腔。

3. 在子宫上再取一个切口，破膜吸取羊水后，医生用手或器械轻轻地将胎儿取出，此时助产士会在腹部施加一定的压力，有助于胎儿顺利娩出。

4. 然后给新生儿清理呼吸道液体和断脐，再交给新生儿科医生进一步处理。

5. 娩出胎盘后，医生开始缝合子宫切口，并探查双侧附件，然后关腹缝合切口。

6. 在手术期间，医生会给产妇用一些缩宫素，加强子宫收缩。

7. 剖腹产全程需要30~45分钟左右，但术后母体恢复大大长于自然分娩，而且需住院 5～7天。

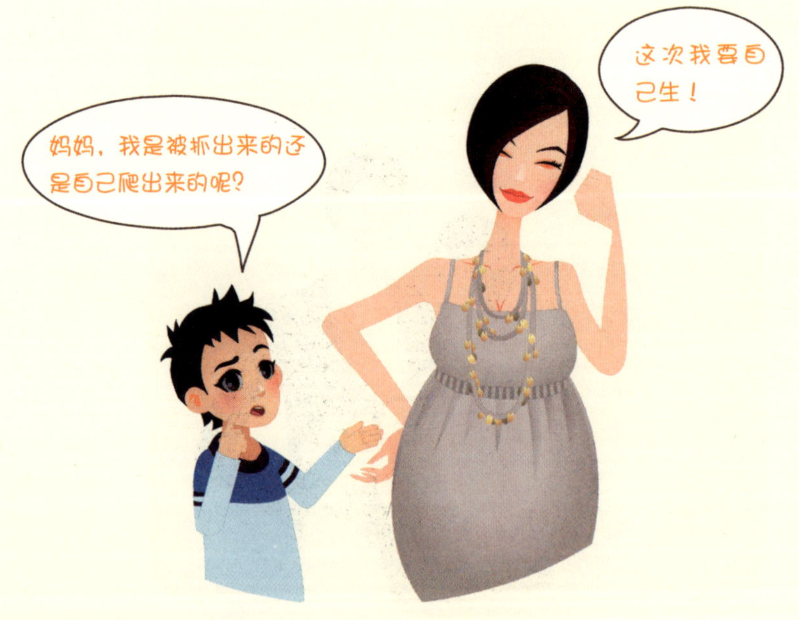

这次我要自己生！
妈妈，我是被抓出来的还是自己爬出来的呢？

# 孕40周 坐月子

## ◎ 宝宝小样

顶臀长38厘米，身长50厘米。腹部周长大于头围，脂肪占体重比例15%。骨骼数量超过206块，具备70多种不同的反射能力。大部分胎儿会在本周降生。

## J 产后身体护理

自然顺产分娩6小时后可以下床、用餐、排尿，多数时间仍然需要卧床休息，恢复正常 3 天后就可以出院。

产后用专用卫生棉遮护会阴吸收恶露，随时更换，排便后要用温开水由前向后冲洗。

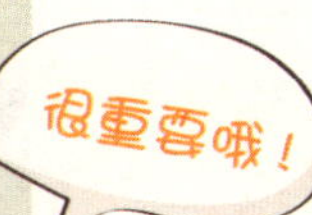


产后可擦浴，坐月子时可淋浴，勿使用盆浴，洗发后迅速吹干。

用软毛牙刷刷牙，勤漱口。

在恶露未清、子宫尚未恢复之前不能进行性生活，否则会感染或出血。

产后 6 周到医院做产后检查，检查生殖器官是否恢复正常。

产后进行适宜适量的活动可增强腹肌收缩，促

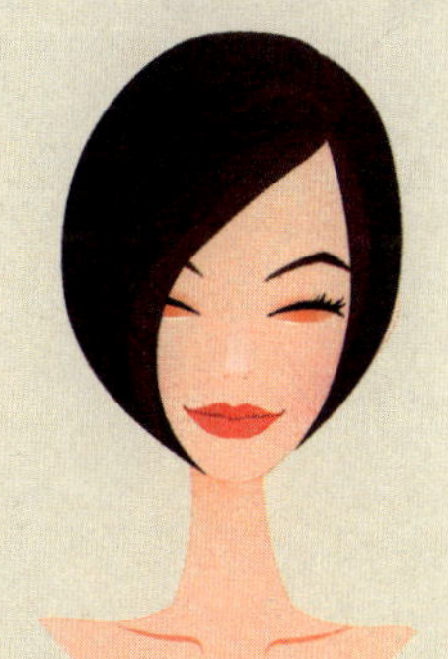

进子宫收缩，快速恢复身材。

注意头部和脚部的保暖，不能赤脚。卧室要经常通风，但产妇不要对着风口。

穿着棉质宽大的衣服，勤洗勤换。

室内穿柔软的拖鞋，不要穿塑料鞋，出门穿轻便的布鞋。

## 产后饮食

### 饮食原则

1. 平衡膳食，荤素搭配，既要摄取足够的营养，又要避免营养过剩。

2. 多喝水加强排毒，产后第一餐饮用红糖水可活血化淤，不宜喝茶。

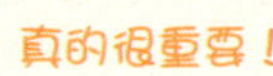


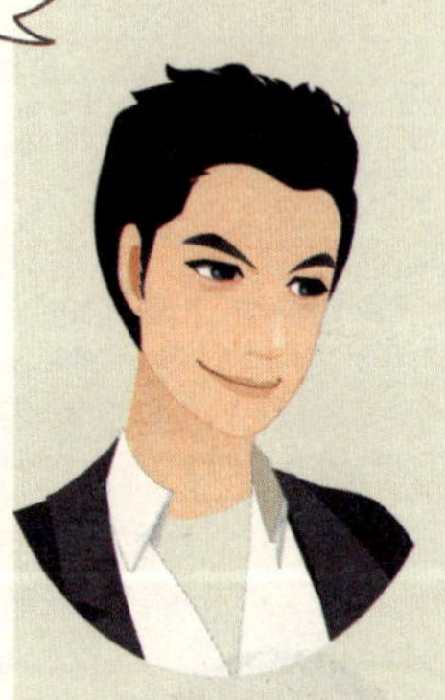

3. 多吃蔬菜水果。

4. 多吃粗粮，如糙米、小米、全麦食品等，主食干稀搭配。

5. 口味要清淡，料理里要少放调味品，少吃咸酸食物。

6. 细嚼慢咽，食物入口至少咀嚼10～20次再吞咽。

7. 少食多餐，每餐八分饱，控制产后体重增加。

8. 不吃零食。

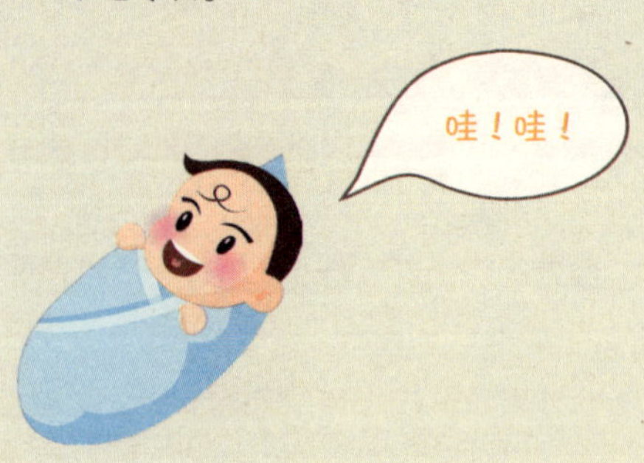

## 营养食谱

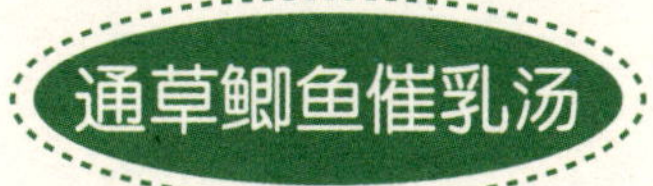

### 通草鲫鱼催乳汤

原料：

活鲫鱼一条，通草6克。

做法：

先把鲫鱼洗净、去鳞、去内脏，然后加入通草一同煮成鲫鱼汤。

食用：

吃鱼喝汤，每天喝两次，连喝3～5天，注意汤宜清淡。

功效：

鲫鱼具有利水、通乳的功效，通草可通气下乳，搭配在一起煮汤不仅可以提高催乳效果，还有利于产妇身体复原。

### 小米红糖粥

小米中富含维生素B1和维生素B2，膳食纤维含量也很高，产后也应多吃些，对恢复体力、刺激肠蠕动、增加食欲很有帮助。小米可单独煮熬，亦可添加红薯、芝麻、大枣、红豆、莲子、百合等，熬成各式花色营养粥。

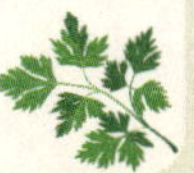

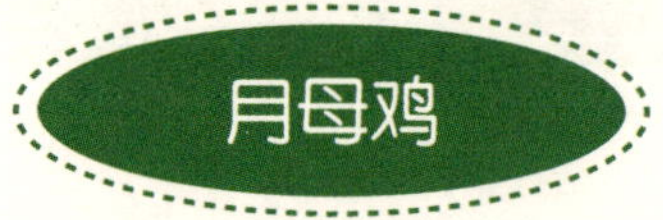


# 月母鸡

原料：

母鸡1只（1000克），姜10克，精盐2克，葱段、料酒各50克，胡椒粉 1克，猪油25克，汤3000克。

做法：

1 鸡宰后去毛、去内脏、剔油剔骨，剁成鸡块，放入汤锅内氽去血水，捞出后用清水漂净。

2 炒锅烧热下油，烧至六分热时放入姜葱煸炒后再下鸡块，爆炒后烹入料酒，加汤3000克，旺火烧至汤汁成白色，下盐、胡椒粉，拣去姜葱，小火慢炖。

功能：

鸡是坐月子最常见的食物，具有养五脏、益精髓、补气血、健脾胃、长肌肉等多种功能，含有丰富蛋白质，对于母体复原及丰润乳汁有良好的作用。

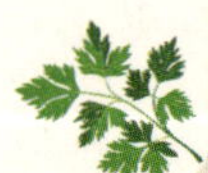

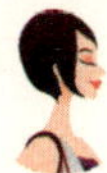

# 麻辣孕妈

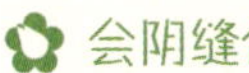

## 会阴缝合

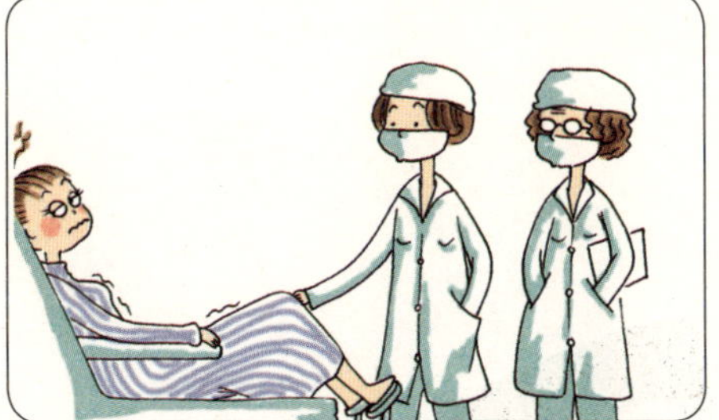

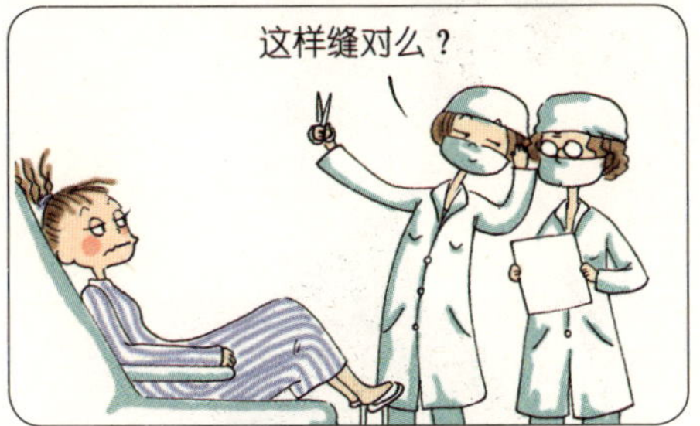


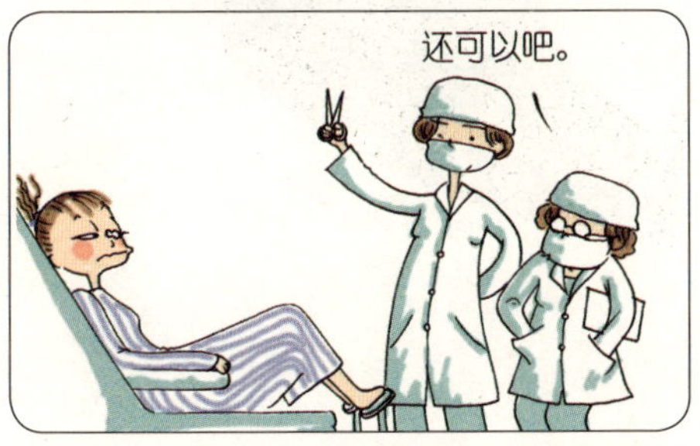


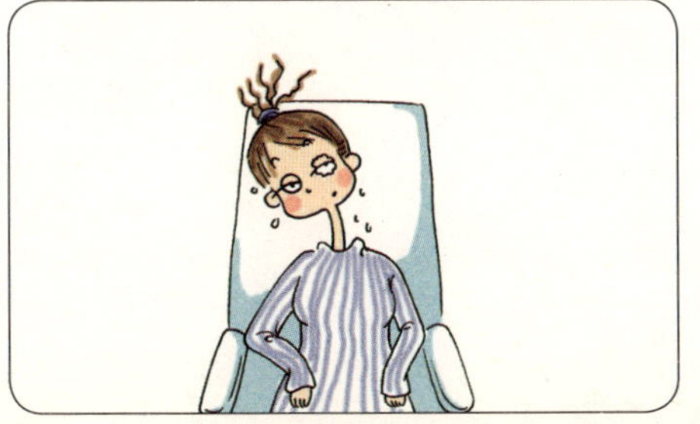

## 坐月子

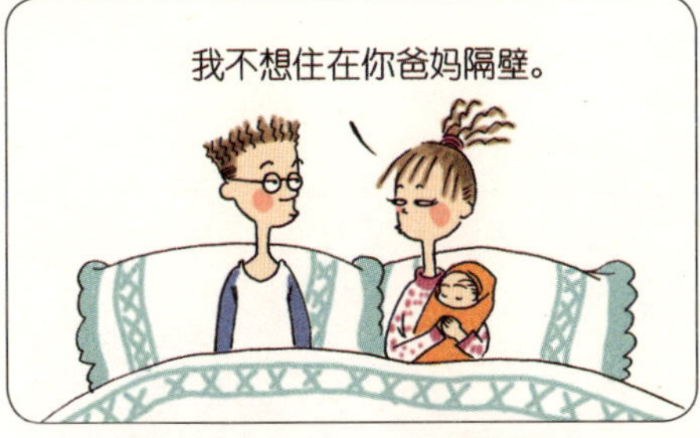


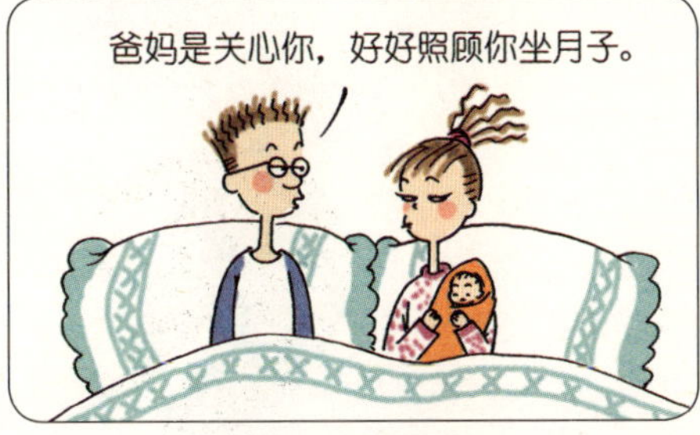


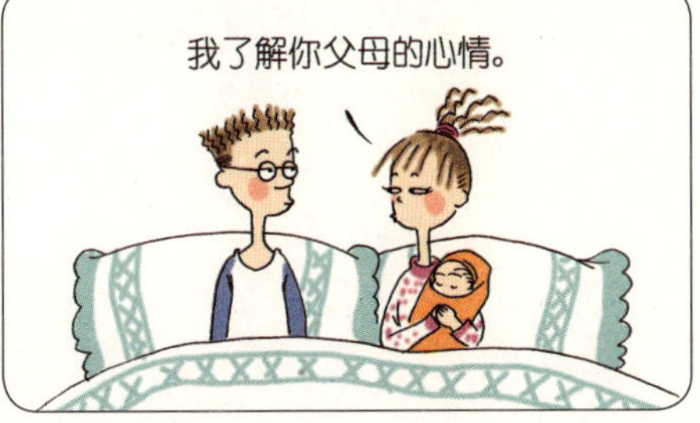


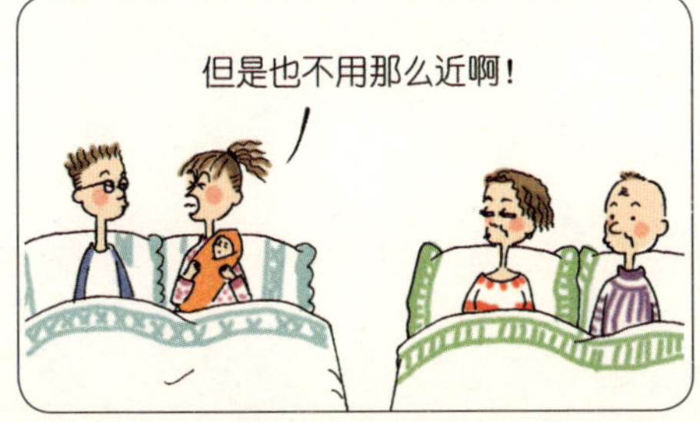

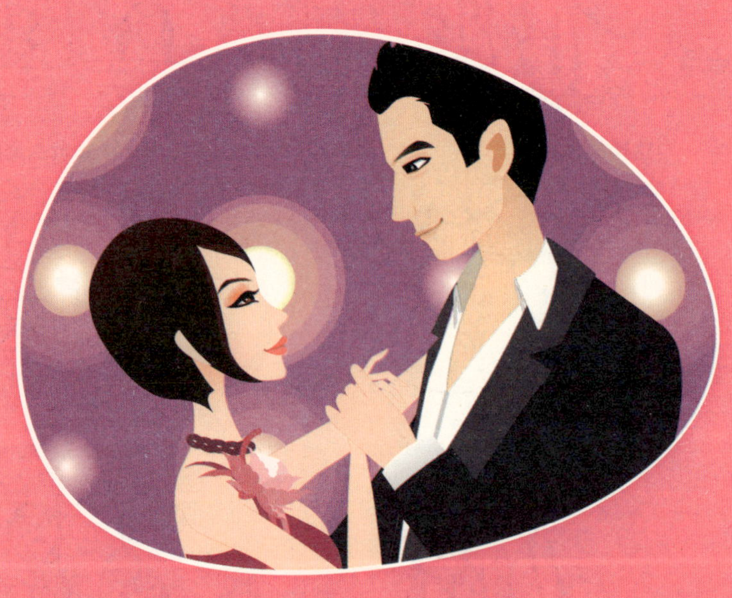

# 附录

附录一：产科专有名词

附录二：生育证件的办理

附录三：关键词检索

# 附录一：产科专有名词

## 胎盘早期剥离

正常情况下胎盘是在胎儿娩出后才从子宫壁上剥离，继而在宫缩作用下排出体外。胎盘早期剥离是指妊娠中、晚期，正常位置的胎盘在胎儿娩出前，部分或全部从子宫壁剥离。这是严重并发症，需要紧急分娩。

## 羊水

是指怀孕时子宫羊膜腔内的液体。在整个怀孕过程中，它是维持胎儿生命不可缺少的重要成分。羊水98%是水分，另有少量无机盐类、有机物荷尔蒙和脱落的胎儿细胞。

## 阿帕嘉评分

新生儿出生后1分钟，接生的医生会根据新生儿的心跳、呼吸、皮肤颜色、肌肉活动力及对刺激的反应作出评估，并且依照这 5 种代表健康的生理征象每项给予0～2分的评分。阿帕嘉评分是一种快速的筛检方法，用来判断新生儿是否需要进一步的观察，但分数的高低并不代表婴儿健康的绝对值。

## 糖尿病

适当控制血糖是很重要的，如果母体的血糖过高，容易生出巨大儿。

### 50克葡萄糖负荷试验（糖筛选GST）

妊娠糖尿病的筛查试验。晨间空腹口服200ml含50克葡萄糖的温水，1小时后抽血检测血浆血糖值。如果血糖值≥7.8mmol/L（或140mg/dL），说明筛查结果为阳性，需进一步进行100克葡萄糖耐量试验，以明确有无妊娠糖尿病。

## 巨大儿

指体重超过4000克，体型过大的婴儿。大多数是受到家族基因的影响，有些是孕妇的营养不均衡或怀孕时没有控制糖尿病所引起的。巨大儿除了在分娩时较为困难外，也比较容易出现分娩损伤。

## 前置胎盘

胎盘在不适当的位置成长，部分或完全盖住子宫颈，称为前置胎盘。在分娩前或分娩期间容易出现突然且致命的出血。假如在怀孕后半期，特别是最后 1 个月，出现无痛性出血，有可能是前置胎盘。

## 子痫前期

子痫前期通常发生在怀孕后半期，特征是高血压及尿检时发现尿蛋白，脸及手部肿胀。子痫前期假如未加以治疗，会抽搐甚至危及到孕妇及胎儿的生命。根据子痫前症的严重度，医生可能会建议早期分娩。

# 附录二：生育证件的办理

## 本市户籍孕妈妈办理《孕产妇健康手册》流程

一、怀孕3个月内到居住地区街道医院（卫生所）进行产前初诊，办理《孕产妇健康手册》。

二、到居住地区妇幼保健院听课并领取《孕产妇健康手册》。

三、持《孕产妇健康手册》到自选的接生医院建大卡，定期安排产前检查，每次产检都要携带《孕产妇健康手册》。

四、分娩时，交接生医院《孕产妇健康手册》。

## 外地户籍孕妈妈办理《孕产妇健康手册》流程

一、准备以下证明材料到户籍所在地计划生育办公室办理《生育服务证》：夫妻双方的身份证、结婚证复印件，女方照片四张，女方《流动人口婚育证明》、孕情检查报告，男方的婚姻生育情况证明。

二、持《生育服务证》、《流动人口婚育证明》、夫妻双方的身份证、结婚证、女方照片两张到暂住地人民政府或街道办（居委会）申请办理《流动人口生育联系卡》。

三、持《流动人口生育联系卡》到暂住地区卫生所（街道医院）进行产前初诊并办理《孕产妇健康手册》。

四、持《孕产妇健康手册》到接生医院建大卡，定期安排产前检查，每次产检都要携带《孕产妇健康手册》。

五、分娩时，交接生医院《流动人口生育联系卡》、《生育服务证》、身份证。

备注：以上证件办理办法、流程依照当地计生部门具体规定执行。

## 附录三：关键词检索

# 《十月妈咪幸福全攻略》读者交流表

| 姓　　名 | | 年　龄 | |
|---|---|---|---|
| 所在省市 | | 职　业 | |
| 通信地址 | | | |
| 联系电话 | | E-mail | |
| 您认为本书内容如何？给您带来了哪些帮助？ | | | |
| 您希望我们能为您提供哪些孕育方面的服务？ | | | |

（本表格复印有效，欢迎附文）


来信请寄：上海市中江路879号9座3层

徐冰编辑收

邮　　编：200333

查询电话：021-33872558

来邮请发：Logea@21cn.com